Hademar Bankhofer

Die Naturheilkunde der Seefahrer

HADEMAR
BANKHOFER

DIE NATURHEILKUNDE DER SEEFAHRER

Rezepte und Heilmethoden aus aller Welt

Albatros

Titel der Originalausgabe: Schiffs- und Seemannsheilkunde

Die Deutsche Bibliothek – CIP-Einheitsaufnahme
Ein Titeldatensatz für diese Publikation ist bei
Der Deutschen Bibliothek erhältlich.

ISBN 3-491-96030-4

Inhaltsverzeichnis

Die Schiffs- und Seemannsheilkunde – eine Fundgrube wertvoller Naturheilverfahren

Ein Vorwort

Seitdem Menschen den ersten Versuch wagten, sich auf dem Wasser fortzubewegen, mußten sie auch mit Unpäßlichkeiten, Verletzungen und Krankheiten auf See fertig werden. Die Nutzung der Wasseroberfläche, der Aufenthalt auf einem Floß, einem Boot oder einem Schiff war vom ersten Versuch an etwas Ungewöhnliches – ein Abenteuer. Und es war mit Gefahren verbunden, die auch die menschliche Gesundheit bedrohten. Im Kampf gegen Wind, Wetter und Wasser gab es immer Situationen, in denen Körper und Seele unterlegen waren und Hilfe benötigten.

Darum existierte schon in frühester Zeit, in der Menschen Meere, Flüsse und Seen befuhren, auch die Schiffs- und Seemannsheilkunde.

Es ist eine ganz eigene Art der Heilkunde, der Medizin. Am Anfang stand das Naturheilverfahren, mit dem sich der Mensch an Bord Hilfe bei Krankheit und Unfällen verschaffte. Erst allmählich entwickelte sich auch eine fachliche Medizin, die aber immer aus den gegebenen Umständen heraus sehr naturverbunden blieb. Denn an Bord – vor allem draußen auf dem Meer – waren eben die Verhältnisse immer anders als zu Lande.

Die Schiffs- und Seemannsheilkunde ist daher auch eine wahre Fundgrube wertvoller Naturheilverfahren, die man auch heute noch zu Hause anwenden kann. Denn an Bord mußte schon in alter Zeit auch der medizinische Laie mit einfachsten Mitteln versuchen, gesundheitliche Erfolge zu erzielen.

In den Anfängen der Seefahrt war es durchaus nicht üblich, daß auf jedem Schiff ein eigener Arzt mitfuhr, um Mannschaft und Passagiere zu betreuen. Das gab es erst viel später.

Aber, ganz gleich, ob es sich nun um einen Mediziner an Bord oder – wie so oft – um den erfahrenen Schiffskoch handelte, der für die Gesundheit zuständig agierte: Wichtig war einfach, daß sich die Menschen an Bord eines Schiffes auf hoher See oder auf Flußfahrten im Krankheitsfall zu helfen wußten. Sie mußten viele praktische Rezepte gegen Krankheiten, Verletzungen und Tod kennen. Sie mußten mitunter mit handfesten und oft recht ungewöhnlichen Mitteln schwere Leiden bekämpfen. Therapien an Bord stützten sich daher oft auf die Naturheilkunde und auf alte Hausmittel.

Viele dieser uralten Seemannsrezepte und viele einschlägige Heilmethoden haben sich bis in unsere Tage erhalten. Und so mancher, der heute mit einem Boot oder mit einer Jacht unterwegs ist, kommt gerne wieder darauf zurück. In einer Zeit, in der naturheilkundliche Anwendungen in der Medizin wieder sehr gefragt und auch von Ärzten zunehmend anerkannt sind, gewinnen die Erfahrungen der Schiffs- und Seemannsheilkunde erneut besondere Bedeutung.

Deshalb ist dieses Buch auch geschrieben worden: Es soll die historische Entwicklung der Schiffs- und Seemannsheilkunde aufzeigen, soll viele erfolgreiche Naturheilpraktiken an Bord aus alten Zeiten vergegenwärtigen, vor allem jene, die sich so sehr bewährt haben, daß man sie auch heute noch anwenden kann, gleichgültig, ob man zu Wasser oder zu Lande erkrankt ist oder sonstige gesundheitliche Probleme hat. Dadurch wird das vorliegende Buch nicht nur zu einem Brevier der Seefahrts-Medizin, sondern vor allem zu einem praktischen, hilfreichen Hausbuch der Gesundheit, das in keiner Schiffs- oder Jachtbibliothek fehlen sollte.

Eines aber sollte klar sein: Die überlieferten und bestätigten Rezepte und Therapien gelten in erster Linie für die vielen kleinen alltäglichen Unpäßlichkeiten und Leiden. Wir dürfen nie vergessen, daß bei schweren Erkrankungen immer der Arzt zu Rate zu ziehen ist. Es sollte als absolutes Prinzip der heutigen Schiffs- und Seemannsheilkunde gelten, daß die Kräfte der Natur wunderbar sind, aber ihre Grenzen haben. Und diese Grenzen muß man kennen und anerkennen. Unter dieser Voraussetzung mögen Ihnen die Erfahrungen der Schiffs- und Seemannsheilkunde helfen, zu Wasser und zu Lande Wertvolles für Ihre Gesundheit zu tun.

Freude bei der Lektüre und eine gute Gesundheit wünscht Ihnen
Ihr

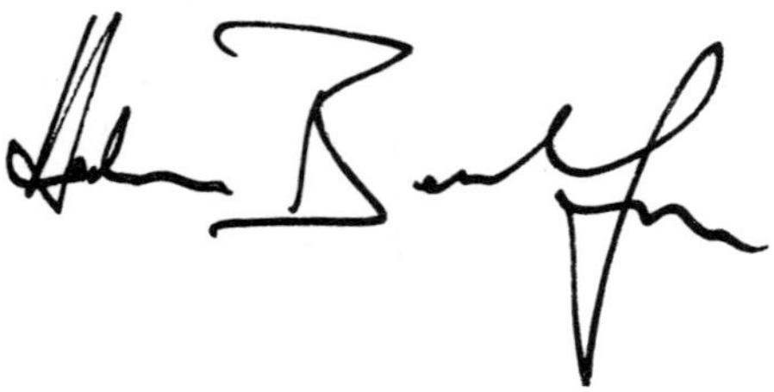

Hademar Bankhofer

I. Teil

Die Geschichte der Schiffs- und Seemannsheilkunde

Wie sich medizinische Probleme, Krankheiten und die Behandlungsmethoden an Bord im Laufe der Jahrhunderte änderten und jeweils das Bild der Schiffahrtsmedizin prägten . . .

Seemannsmedizin weltweit anerkannt

Wenn man sich in der einschlägigen Literatur umsieht, dann erkennt man ganz deutlich, daß die Gesundheitsprobleme von Seeleuten, Schiffspassagieren, Fischern und Dockern in allen seefahrenden Ländern der Welt seit langem beobachtet und entsprechend wissenschaftlich untersucht werden. Damit ist die Schiffs- und Seemannsmedizin weltweit anerkannt.

Aus allen vorhandenen historischen Niederschriften geht eindeutig hervor, daß einige Zweige der Schiffs- und Seemannsmedizin so alt wie die Seefahrt selbst sind. Wissenschaftlich allerdings wird dieser Bereich noch nicht lange erfaßt. Ein wichtiges historisches Datum dafür ist das Jahr 1900, als Bernhard Nocht das nach ihm benannte Institut für Schiffs- und Tropenkrankheiten in Hamburg gründete. Und erst 1962 erschienen in Polen die ersten umfassenden Ausführungen des polnischen Forschers Buczowski.

Folgende Aufgaben sind für die Schiffs- und Seemannsmedizin entscheidend:

- die Erhaltung der Gesundheit an Bord,
- die Bekämpfung und Wiederherstellung von Gesundheitsstörungen an Bord,
- das Ausschalten von gesundheitlichen Bedrohungen und Gefährdungen an Bord.

Die Schiffs- und Seemannsmedizin wird in der Seefahrt, Binnenschiffahrt, Küstenschiffahrt und Fischereifahrt angewendet. Aber auch alles, was diagnostisch und therapeutisch mit der Seenotrettung, mit Schiffbrüchen und mit dem Tauchen zu tun hat, gehört zur Schiffs- und Seemannsmedizin.

In keinem Bereich der Heilkunde sind so viele verschiedene Disziplinen vertreten wie hier. An Bord muß im Notfall operiert werden. Es müssen bestimmte Medikamente zur Verfügung stehen. Gleichermaßen aber müssen die Möglichkeiten für die vielen Verfahren der Naturheilverfahren genutzt werden. Während auf einem modernen Luxusschiff von der Apotheke bis zum Operationssaal dem Patienten jeder erdenkliche medizinische Fortschritt zur Verfügung steht, muß sich der Jachtbesitzer mit seinen Mitreisenden sehr oft mit den praktischen Hausmitteln seiner oft bescheidenen Bordapotheke behelfen.

Eines aber ist allgemein hier wie dort wichtig: die Gesundheitsvorsorge, die Präventivmedizin. Dazu gehört alles, was dazu beiträgt, daß Seemann und Passagier an Bord gesund bleiben und sich wohlfühlen. Das bedeutet: eine hervorragende, gezielte Schiffshygiene. Außerdem eine gutausgerüstete Schiffsapotheke, optimale Vorkehrungen für einen etwaigen Schiffbruch oder für Unfälle an Bord und ein ständiger Funkkontakt mit erfahrenen Hafenärzten. In diesem Zusammenhang ist wichtig, daß Schiffahrtsbehörden wie Seeberufsgenossenschaften und hafenärztliche Dienststellen, aber auch soziale Betreuungsstellen wie Seemannsambulatorien in Kliniken bestens funktionieren. Gesundheit ist das höchste Gut. Auch an Bord gilt der Schopenhauersche Ausspruch: »Gesundheit ist nicht alles, aber ohne Gesundheit ist alles nichts!«
Bemerkenswert ist die weltweite Anerkennung der Schiffs- und Seemannsmedizin als eigene Disziplin. In Italien spricht man von »medicina navale« oder »medicina marittima«. In Spanien nennt man sie die »medica maritima«, in den Niederlanden »Scheepvaardmedicijn«, in Norwegen »Skipsmedisin« und »Sjöfartsmedisin«. In Großbritannien heißt sie »shipboard medicine«, in Frankreich »médecine navale« oder »médicine maritime«, in den USA »seagoing medicine», in Polen »medycyma morska«, in der Sowjetunion »morskaja medicina« oder »gigiena wodnogo transporta« und in Jugoslawien »Pomorska medicina«.
Überall ist mit der Arbeit und dem Vergnügen an Bord der Wunsch verbunden, den Menschen auch draußen auf dem Wasser gesund zu erhalten und im Krankheitsfall so rasch wie möglich wiederherzustellen.

Vitaminmangel, der größte Feind der Seefahrer

Auch in prähistorischer Zeit gab es mit der Schiffahrt bereits die gesundheitliche Vorsorge an Bord. Der Mensch war von allem Anfang an dem Meer verbunden. Bereits die Urmenschen haben – das beweisen Funde – sowohl im Norden als auch im Süden Fahrten auf dem Wasser unternommen, meist, um sich mit Fischen zu versorgen. Die Menge der Fischüberreste läßt darauf schließen, daß die Tiere nicht an der Küste, sondern weit draußen gefangen worden sein müssen. Wenn sich aber die Menschen damals bereits aufs mitunter wilde Meer hinauswagten, dann waren sie auf ihren primitiven schwimmenden Untersätzen auch vielen gesundheitlichen Gefahren ausgesetzt. Auf Zeichnungen an Felswänden bei Trondheim in Norwegen aus der Bronzezeit – etwa um 1500 vor Christi Geburt – erkennt man, daß die Ruderer von schwimmenden Baumstämmen bei Erschöpfung gelabt werden mußten; andere wiederum verletzten sich an Baumstämmen und mußten wundbehandelt werden.

Zu Beginn der Eisenzeit gab es in Ägypten bereits Boote und Schiffe mit Eisenwänden. Zuvor hatte man den Nil mit Papyrusbooten befahren. Gleichgültig aber, ob der Mensch Tontöpfe zu Flößen zusammenband, in schwimmenden Weidenkörben dahinfuhr oder gar hohle Kürbisse zu Booten bündelte, immer führte er Naturprodukte mit, die er als Medizin verwendete: Honig, frische und getrocknete Kräuter, geheimnisvolle Getränke. All das war dafür gedacht, Menschen während des Aufenthaltes auf Booten und Schiffen bei Laune zu halten, Unwohlsein zu beseitigen oder Erschöpfungszustände »wegzuzaubern«.

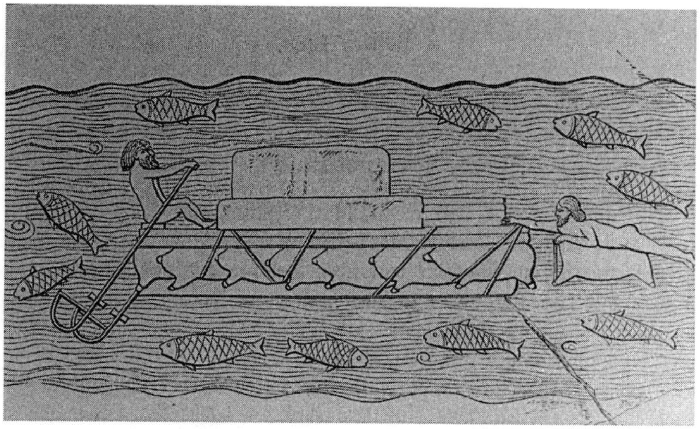

Auch auf den primitiven Schlauchbooten der Assyrer wurden bereits Heilmittel gegen Unpäßlichkeiten und Krankheiten mitgeführt: zumeist Honig und Kräuter.

Speziell die Ägypter waren Meister im Herstellen von Arzneimitteln für die Menschen an Bord. Knoblauch in frischem und getrocknetem Zustand spielte dabei als Kräftigungsmittel sowie als Mittel gegen Magenkrämpfe eine bedeutende Rolle.

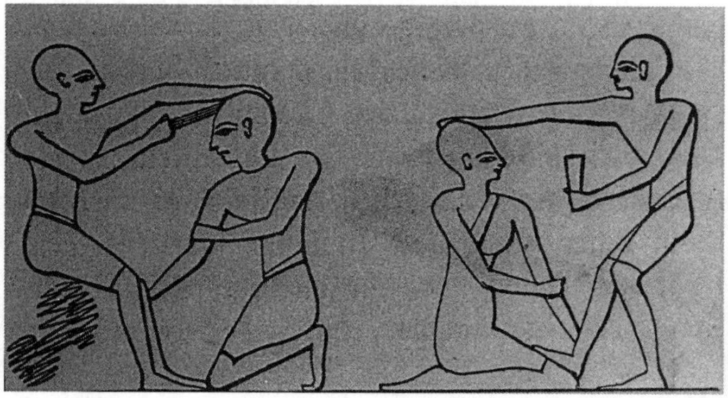

Auf ägyptischen Nilschiffen wurden Kranke sehr oft mit Magnetismus und Handauflegen behandelt.

Die Sumerer – das älteste Seefahrervolk des Vorderen Orients – legten großen Wert darauf, daß immer bestimmte Gewürze im Kampf gegen Magenerkrankungen zur Verfügung standen. Allerdings bediente man sich damals häufig der Para-Medizin. Seeleute trugen oft Edelsteine bei sich und waren sicher, damit ihren Organismus positiv beeinflussen zu können:

- Man trug Smaragde und Diamanten mit Saphiren kombiniert gegen Schwindelanfälle an Bord, nahm Perlen gegen Erbrechen, Entzündungen und Unwohlsein und trug Korallen gegen Rückenbeschwerden, Nervosität und Bleichsucht.
- Man schmückte sich mit einem Diamanten, um nicht von Epilepsie befallen zu werden.
- Man trug runde, rote Steine gegen Ermüdungserscheinungen, von denen man heute nicht mehr weiß, wie sie geheißen haben könnten.

Interessant ist, daß manches, was man damals instinktiv tat, heute von Vertretern der sogenannten Litho-Therapie als wirkungsvoll bestätigt wird.

Die Iberer hatten zwischen 2500 und 2000 vor Christi Geburt die Gewohnheit, auf Schiffsfahrten spezielle Kräutertees mitzunehmen. Die einen wurden vorbeugend getrunken, die anderen nur im Falle von bestimmten Erkrankungen. Der Kapitän hatte die Kräuterapotheke persönlich in Verwahrung und beriet sich jeweils mit dem Schiffskoch. Im Hafen von Tartessos – an der spanischen Südwestküste – soll es Überlieferungen nach einen eigenen Laden mit reicher Gesundheitskräuter-Auswahl für Schiffsreisen gegeben haben.

In solchen wunderschönen Glasgefäßen transportierten die Phönizier Kräutersäfte, Honig und Propolis an Bord ihrer Schiffe zur gesundheitlichen Betreuung der Besatzung.

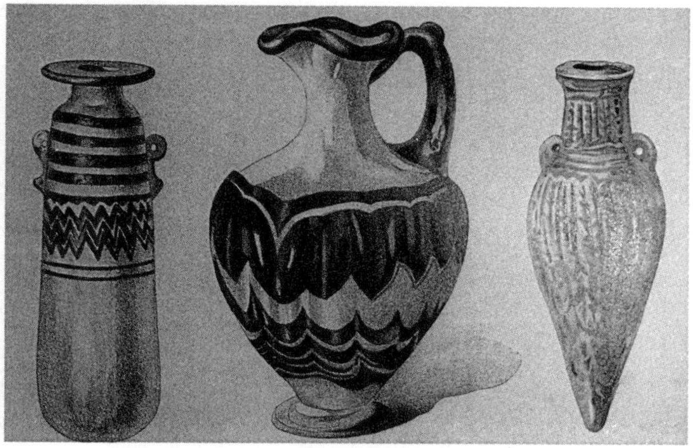

Von den Phöniziern weiß man, daß sie Bienenwaben an Bord mitführten, die sie regelmäßig verzehrten, um keine Mangelerkrankungen zu erleiden. Heute gibt es dafür eine Erklärung der Naturheilkunde: Die tüchtigen und handelserfahrenen Phönizier kannten die vitalisierende, aufbauende und antibiotisch wirkende Kraft von Propolis und Blütenpollen aus dem Bienenstock, ein Wissen, von dem

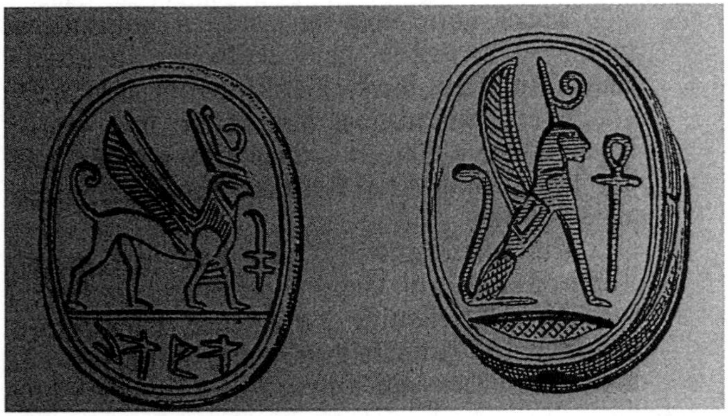

Phönizische Kaufleute trugen auf ihren Seereisen gegen Krankheit und Tod Amulette, die aus Stein geschnitten und mit wunderbaren Zeichnungen versehen waren.

heute eine ganze Naturheilindustrie lebt. Propolis bewahrte dieses Volk zur See vor Vitamin-C-Mangel, der häufig Skorbut auslöste.

Dazu muß grundsätzlich zur Geschichte der Schiffs- und Seemannsheilkunde gesagt werden: Gerade der Mangel an Vitaminen auf hoher See hat der Gesundheit der Schiffsbesatzungen im Laufe der Jahrhunderte am meisten zugesetzt. Man bedenke: Noch im 18. Jahrhundert starben bei der britischen Marine mehr Männer an Vitamin-Mangel als durch den Seekrieg. Das veranlaßte im Jahr 1753 den Marinearzt Dr. James Lind, in einem aufsehenerregenden Buch mit dem Titel »A treatise of the Scurvy« ganz bestimmte medizinische Maßnahmen im Kampf gegen den Vitamin-Mangel zu empfehlen. Somit begann bewußt der Kampf gegen Skorbut, obgleich die L-Ascorbinsäure erst rund 140 Jahre danach wissenschaftlich erkannt wurde.
Allerdings: In der ersten Entwicklungsstufe der Seefahrt spielte der Vitamin-Mangel an Bord keine so bedeutende Rolle. Das läßt sich auch ganz leicht erklären. Zum Vitaminmangel kam es nämlich erst, als Besatzungen und die Passagiere längere Zeit auf einem Schiff unterwegs waren. Bis etwa zum 15. Jahrhundert aber fehlten den Schiffen die baulichen Voraussetzungen für längere Reisen – von Ausnahmen, wie z.B. den Wikinger-Booten, abgesehen. Es wurde hauptsächlich Menschenkraft in Ruderbooten oder auf Galeeren eingesetzt. Deshalb fand von der Frühzeit der Schiffahrt bis in die Spätantike hinein fast nur Küstenschiffahrt statt – mit kleineren Booten und Schiffen,

An Bord griechischer Schlachtschiffe mußte immer ein eigener Arzt mitreisen, um die Verletzten zu versorgen. Die antike Darstellung zeigt einen Fünfzigruderer.

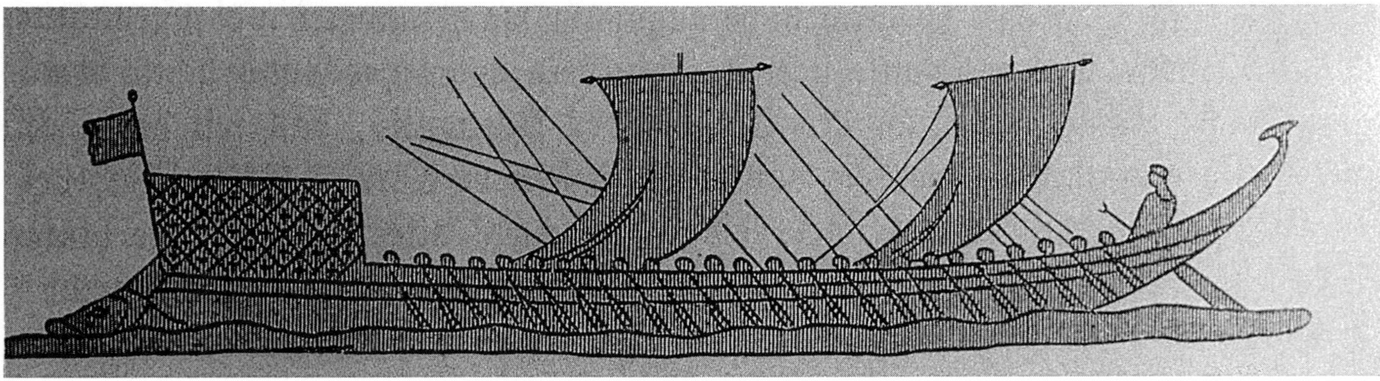

die meistens jeden Abend oder jeweils nach einigen Tagen einen Hafen anliefen. Dort konnten jedesmal frische Nahrung und Wasser aufgenommen werden.
Wir wissen heute aus Chronikberichten von Xenophon, daß es daher keine gravierenden gesundheitlichen Probleme bei den Mannschaften gab. Zumindest unterschieden sie sich nicht von den Problemen an Land. Wenn damals ein Schiff einen eigenen Arzt an Bord führte, so hatte er in erster Linie die Aufgabe, die Kranken und Verletzten zu behandeln, die es bei Seeschlachten gab. Das war bei der griechischen und bei der römischen Flotte so üblich. Nach einer römischen Schiffsverordnung aus dem Jahr 201 mußte auf Schlachtschiffen für je 200 Männer ein Schiffsarzt mitreisen.

Seekrankheit und Trinkwasserprobleme

Mit zunehmend längeren Seereisen stiegen auch die gesundheitlichen Probleme der Mannschaft. Zur Zeit der Kreuzzüge beispielsweise wurden im Mittelmeer und mit dem Beginn der Hanse in Nordeuropa weitere Seereisen üblich, die mitunter bis zu drei Wochen dauerten. Auch da konnte es schwerlich zu Vitamin-Mangel kommen. Die große Sorge der Ärzte galt damals den Krankheiten, die aus Trinkwassermangel und durch mangelnde Wasserhygiene an Bord entstanden. Und grundsätzlich galt es, die Seekrankheit zu bekämpfen.
Dann kam die Zeit der großen Segel. Der Wind konnte optimal für weite Seereisen genützt werden. Und als dann noch als ideale Trockenverpflegung der Zwieback aufkam und zur Orientierung der Kompaß, sowie die ersten Seekarten erfunden waren, stürzten sich viele namhafte Männer ins Abenteuer der großen Entdeckungsreisen, die im

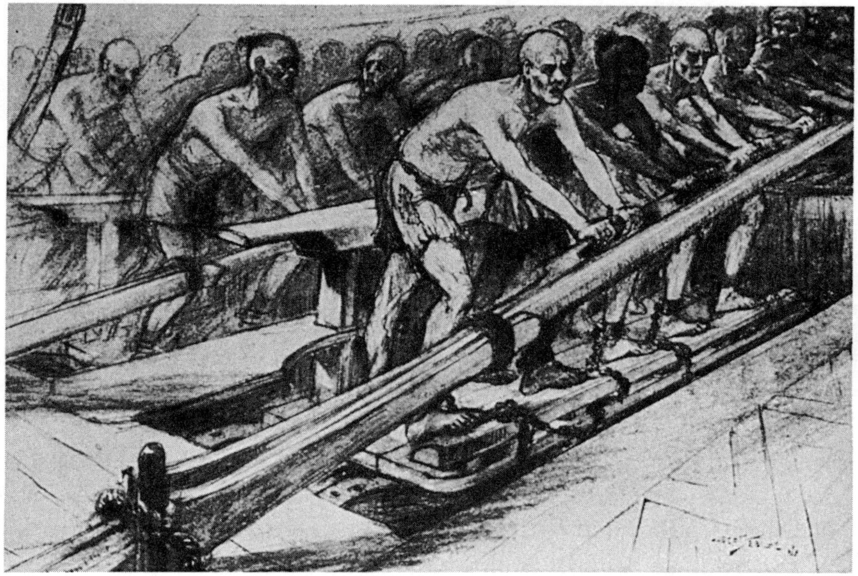

Bei den Galeerensträflingen im 17. Jahrhundert herrschten katastrophale gesundheitliche Zustände an Bord.

15. und 16. Jahrhundert die Geschichte der Seefahrt prägten.

Damals aber war die Gesundheit der Schiffsbesatzungen besonders gefährdet. Man war plötzlich Monate oder sogar Jahre unterwegs, häufig mit ungewissem Ziel. Die hygienischen Verhältnisse an Bord waren oft katastrophal. Es ist allgemein bekannt, daß es auf manchen Entdecker-Schiffen ein regelrechtes Wegsterben der Matrosen gab. Meist handelte es sich um eine damals noch geheimnisvolle Krankheit, gegen die niemand ein Mittel hatte. Es war Skorbut, der durch Vitaminmangel entstand:

- Admiral Sir Francis Drake zählte im Jahr 1585 auf seinen Schiffen 2300 Matrosen. 600 starben an Vitaminmangel.
- Im Jahr 1600 segelte Sir James Lancaster mit 1600 Mann nach Ostindien. 900 starben binnen weniger Wochen.
- Das britische Linienschiff *Gloucester* war 1617 mit 961 Mann Besatzung unterwegs. 626 davon gingen elend zugrunde.
- Die Expedition des Kommodore Anson und des Admirals Hosier im Jahr 1726 scheiterte, weil 90 Prozent der gesamten Flottenmannschaft starben.
- Admiral Vernon verlor 1741 fast 90 Prozent seiner Matrosen.
- Der französische Graf Estournelle segelte mit seinen Schiffen nach Westindien. Als man am Ziel war, gab es nur noch elf Überlebende. Sie mußten von Eingeborenen an Land getragen werden, weil sie bereits stark geschwächt waren. Der Graf war so erschüttert, daß er Selbstmord beging.
- Die britische Westindienflotte zählte zwischen 1780 und 1783 nicht ganz 22 000 Mann. 1200 davon fielen im Kampf, doch weit über 3000 Mann starben an Krankheiten, die nicht kuriert und geheilt werden konnten. Meist war es Skorbut.
- Im Jahr 1498 führte der portugiesische Entdecker Vasco da Gama Buch über die Todesfälle seiner 180 Mann starken Besatzung. 55 davon gingen an Zahnfleischentzündungen, Zahnausfall und Hautblutungen zugrunde.
- Auch Magalhaes verlor einen Großteil seiner Mannschaft unter diesen Umständen. Die Ärzte dieser Zeit wußten sich nicht zu helfen. Sie standen dem durch Vitamin-Mangel verursachten Skorbut machtlos gegenüber.

Erst die Schiffsmediziner Dr. Line, Dr. Trotter und Dr. Blane fanden eine Lösung und konnten erstmals eine nützliche Therapie und Vorbeugungsmaßnahmen anbieten. Sie rieten zu Sauerkraut und Zitronen als Standard-

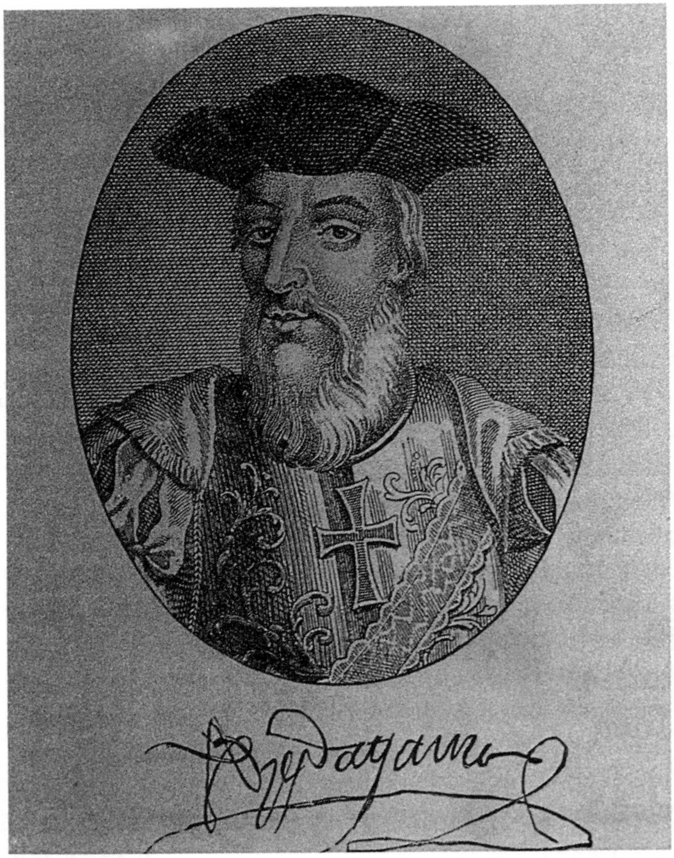

Vasco da Gama führte Buch über Krankheit und Tod unter seinen Männern an Bord: Von 180 starben 55 an Zahnfleischentzündungen, Zahnausfall und Hautblutungen.

zusatznahrung der Matrosen. Der Erfolg war verblüffend: Während es im Jahr 1780 im Marinelazarett Haslar noch rund 15 000 Skorbut-Kranke gab, zählte man 1810 nur mehr zwei Patienten. Skorbut wurde durch die Zitronensaftprophylaxe eine Seltenheit.

Heute ist aus der Sicht der Schiffs- und Seemannsmedizin auch das Auftauchen von sogenannten »Geisterschiffen« leicht zu erklären. Es handelte sich dabei um Expeditionsschiffe, auf denen die ganze Mannschaft durch Seuchen

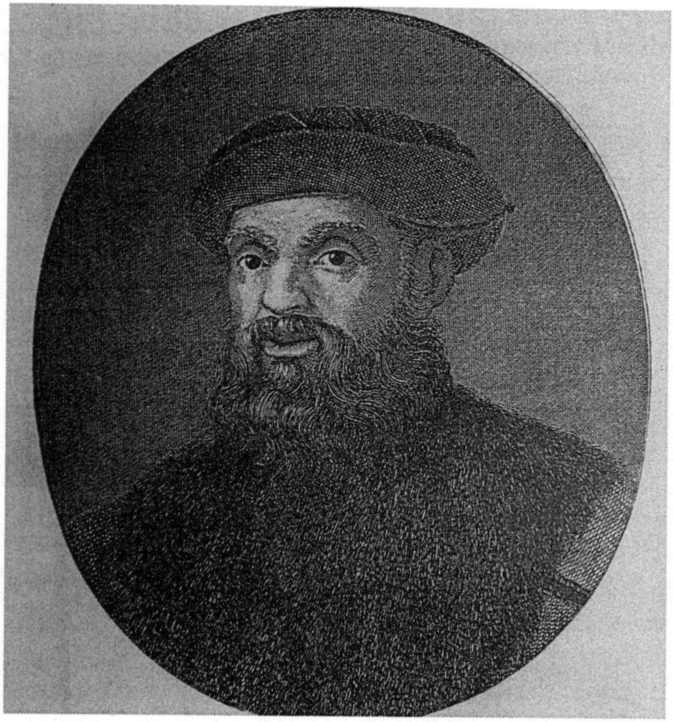

Magalhaes: Die meisten seiner Männer starben an Bord an Skorbut, weil die Ärzte damals dieser Krankheit machtlos gegenüberstanden.

oder Skorbut ausgerottet worden war, und die dann ungesteuert dahintrieben.

Mit dem Sieg über Skorbut aber gab es noch viele weitere gesundheitliche Probleme und neue Aufgaben für die Schiffsmedizin:

Viele Männer starben auf langen Seereisen an der gefürchteten Krankheit »Beri-Beri«. Die Matrosen gingen dabei nach Schwächeanfällen an Krämpfen, Nervenentzündungen, Taubheitsgefühlen an den Gliedmaßen sowie an Seh- und Hörstörungen zugrunde. Manche bekamen Wassersucht und starben dann an Herzversagen. Viele Betroffene lagen auch gelähmt an Deck umher und erwarteten so ihren Tod. Heute weiß man, daß »Beri-Beri« durch den Mangel an Vitamin B 1 entsteht, das reichlich in Weizenkeimen, Vollkorn, Naturreis, Nüssen und Hefe enthalten ist. Vor allem die Negersklaven, die mangelhaft ernährt wurden, gingen an dieser Krankheit in Massen zugrunde, wenn sie sich auf der Fahrt nach Amerika befanden. Bis zum Jahr 1885 – vermelden Schiffsärzte – erkrankten etwa 30 Prozent aller Matrosen auf Überseereisen an Beri-Beri.

Die moderne Medizin weiß, daß der menschliche Organismus nur dann störungsfrei funktionieren kann, wenn ein Erwachsener am Tag mindestens ein bis eineinhalb Liter Flüssigkeit zu sich nimmt. Daher war für den Gesundheitszustand der Matrosen bei den weiten Entdeckungsreisen die Qualität und die Menge des Wasservorrates von größter Wichtigkeit. Auf vielen Schiffen wurde Wasser in Holzfässern mitgeführt. Damit entstand eine weitere Gefahr an Bord. Das Wasser begann in kurzer Zeit zu faulen und konnte dann nicht einmal mehr mit starkem Alkohol vermengt getrunken werden.

Es ist daher nicht zu verwundern, daß man sich schon in frühester Zeit bemühte, aus Meerwasser trinkbares Wasser herzustellen. Es gab Filter- und Destillier-Experimente. Man bemühte sich auch, Wasser durch Beigaben haltbar zu machen: etwa durch Zusatz von Kalk, verdünnter Salzsäure oder Magnesium.

Das Wasserproblem konnte erst im 19. Jahrhundert gelöst werden, als es die ersten Metalltanks gab, in denen Wasser destilliert und gefiltert werden konnte. Große Verdienste erwarb sich hier Dr. James Lind.

Die Mannschaften waren total verseucht

Außer Beri-Beri und Skorbut gab es noch andere Gefahren, die an Bord die Gesundheit bedrohten:

- die mangelnde Wohnhygiene in den Matrosenunterkünften,
- die mangelnde Sauberkeit der Matrosen selbst,
- die bereits bestehende Verseuchung der Männer beim Anheuern,
- die vielen exotischen Seuchen, die auf Reisen in fremden Hafenstädten eingeschleppt wurden,
- die Übertragung von Krankheiten durch Ratten.

Die Männer an Bord lebten meist in unvorstellbaren Verhältnissen. Die Unterkünfte befanden sich häufig unter Deck und waren oft überhaupt nicht belüftet. Aus Schiffstagebüchern weiß man, daß es in den unteren Schlafräumen der Männer in nur 400 Tonnen großen Schiffen zu Erstickungsanfällen und zu Erstickungstod kam. Der britische Schiffsarzt Dr. Smolett berichtete im 18. Jahrhundert, in welcher Atmosphäre er mitunter seine Patienten vorfand. Aus seinen Schilderungen weiß man, daß damals in den Unterkünften vieler Matrosen Fäulnis und Verwesung herrschten. Die Räume wurden niemals gereinigt. Man versprühte in Ermangelung einer Belüftung allenfalls Essig in der schlechten Luft oder verbrannte aromatische Kräuter. Zwar wurde bereits in der ersten Hälfte des 18. Jahrhunderts ein Ventilator für Matrosenunterkünfte erfunden. Doch die ersten Ventilatoren wurden auf Schiffen im Unterdeck erst in der zweiten Hälfte des 19. Jahrhunderts (!) installiert.

Bis zum 19. Jahrhundert war das Wort Körperhygiene bei den einfachen Matrosen ein absolutes Fremdwort. Adrette Uniformen trugen zu dieser Zeit an Bord nur höher gestellte Offiziere. Die einfache Mannschaft verrichtete ihre Arbeit in zerrissenen Kleidern, in alten, kaputten Zeug, das oft vor Schmutz strotzte.

Schon dadurch war vielen Krankheiten Tür und Tor geöffnet.

Die Matrosen zogen ihre Kleidung meist auch während der ganzen Reise nicht aus. Sie betrieben ja keinerlei Körperhygiene. Sie wuschen sich niemals. Bei der Wasserknapheit an Bord wäre das auch gar nicht möglich gewesen. Die medizinisch bedrohliche Lage auf den Schiffen wird einem klar, wenn man erfährt, daß die meisten Matrosen bis zum 18. Jahrhundert gar nicht wußten, was es bedeutete, sich zu baden. Und es dauerte bis zum Jahr 1796, daß erstmals in der Geschichte der Seefahrt – und zwar bei der britischen Marine – unter den Matrosen Seife ausgegeben wurde! Auf

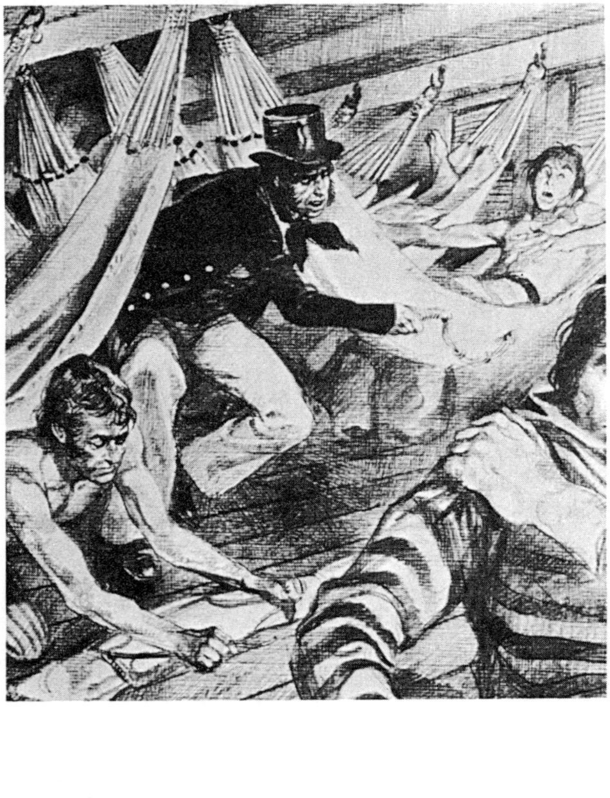

Die Wohn- und Schlafbedingungen der Matrosen auf den meisten Segelschiffen im 18. und 19. Jahrhundert widersprachen den primitivsten gesundheitlichen Voraussetzungen.

Schiffen anderer Länder geschah dies erst Mitte des 19. Jahrhunderts.

Unter diesen Umständen war die Gefahr groß, daß auch der gesündeste Mann krank wurde. Doch meist waren die Matrosen bereits krank oder trugen den Keim einer Krankheit in sich, wenn sie an Bord kamen. Sie waren entweder bereits durch ihre Trunksucht vom Alkohol ruiniert und zeigten keinerlei natürliche Abwehrkräfte gegenüber Infektionskrankheiten mehr, oder sie litten schon an einer Seuche, die sie dann an Bord an andere Matrosen weitergaben.

Vom ersten Tag an, an dem ein Schiff aus einem Hafen auslief, verbreiteten sich Infektionskrankheiten. Die schlechten gesundheitlichen Voraussetzungen trugen dazu bei, daß oft sehr bald das ganze Schiff verseucht war. Am häufigsten waren die Männer von Gelbfieber, Pocken, Pest, Fleckfieber, Bauchtyphus, Malaria und verschiedenen Geschlechtskrankheiten befallen. Dazu kamen noch Lungenpest und eine Reihe von vollkommen unbekannten, fremden Viruserkrankungen.

Das Titelblatt eines Buches aus dem Jahr 1858: Gesundheitspflege auf Seeschiffen für Gebildete aller Stände, namentlich für Seeoffiziere und Auswanderer. Der Verfasser war der Arzt Dr. Otto Heinrich With aus Bremerhaven.

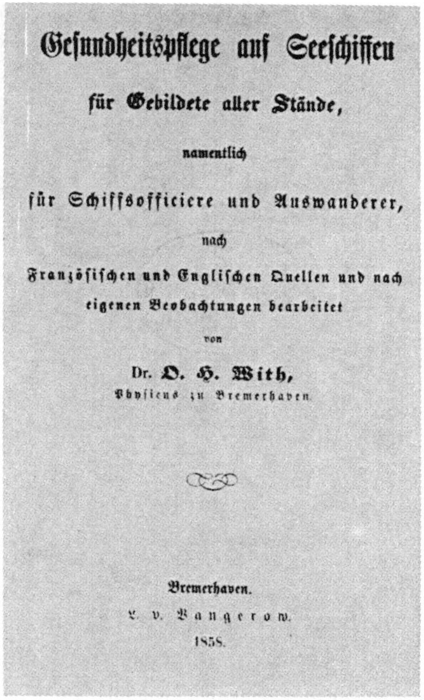
Gesundheitspflege auf Seeschiffen

für Gebildete aller Stände,

namentlich

für Schiffsofficiere und Auswanderer,

nach

Französischen und Englischen Quellen und nach
eigenen Beobachtungen bearbeitet

von

Dr. O. H. With,
Physicus zu Bremerhaven.

Bremerhaven.
L. v. Vangerow.
1858.

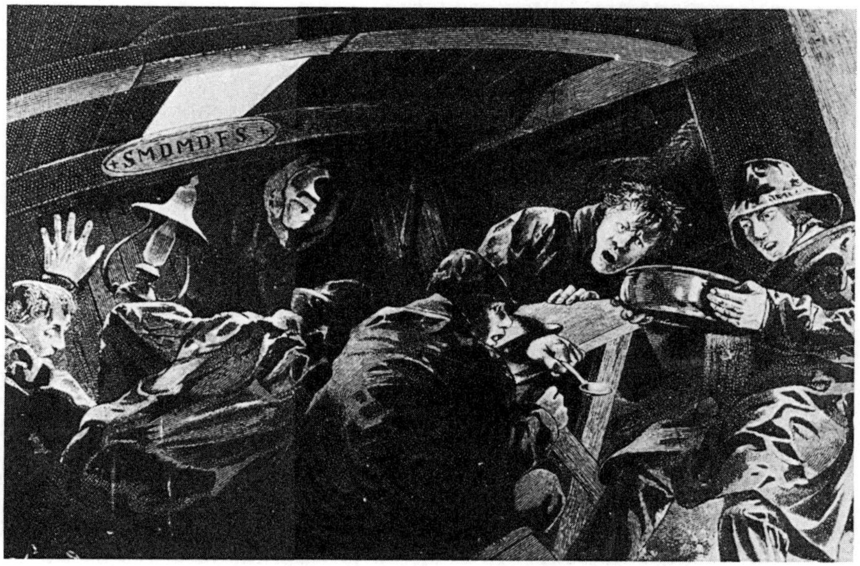

Sowohl das Essen selbst als auch die Räumlichkeiten, in denen die Matrosen der Segelschiffe des 18. und 19. Jahrhundert untergebracht waren, ließen zu wünschen übrig und waren Grundstock für viele Krankheiten an Bord.

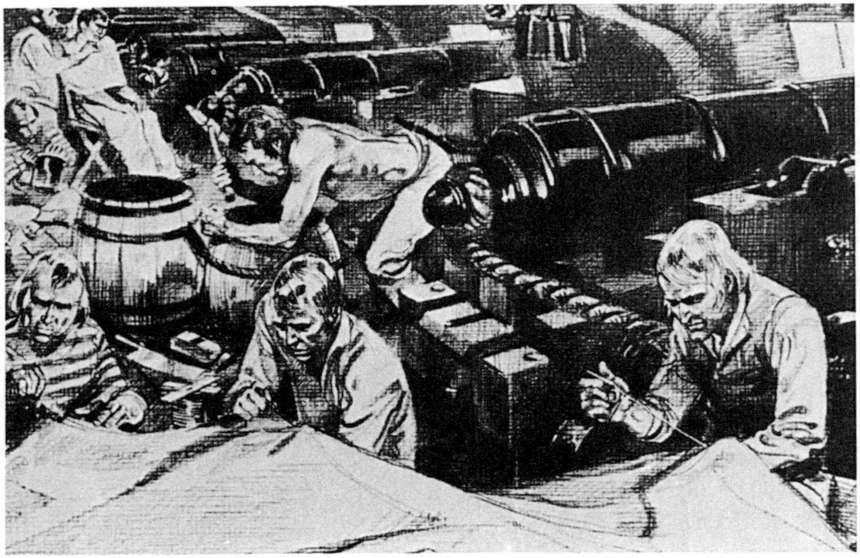

Segelmacher, Faßbinder, Schuhmacher und Barbier bei der Arbeit auf dem Batteriedeck eines Seglers im 18. Jahrhundert: Die Arbeitsbedingungen waren Anlaß für viele Leiden.

Die Seuchen wurden von Mann zu Mann durch Ungeziefer und Nagetiere übertragen. Kein Wunder, daß im 18. Jahrhundert in der Seeschiffahrt die Todesrate bei Matrosen durch Krankheit rund 20 Prozent pro Seereise, durch Kriegseinwirkung nur 4 Prozent betrug.
Wenn zu diesem Zeitpunkt nicht eine reguläre Schiffsmedizin entstanden wäre, wenn sich nicht namhafte Ärzte vorgenommen hätten, dieser katastrophalen Situation entgegenzutreten, hätte sich die Seefahrt niemals weiterentwickeln können.
Die ersten vorsorglichen Maßnahmen, die bereits zuvor getroffen wurden, waren Quarantänemaßnahmen in den Häfen des Mittelmeeres. Das geschah zur Zeit der Kreuzzüge. Die ersten Quarantänebestimmungen gab es 1348 in Venedig, 1277 in Ragusa und 1383 in Genua; später folgten französische Hafenstädte, allen voran Marseille. In all diesen Häfen wurden sogenannte Quarantäne-Lazarette für kranke Matrosen errichtet. Für gesunde Schiffsbesatzungen gab es eigene Gesundheitspässe.
Dennoch verbreiteten sich die Seuchen von Schiff zu Schiff, von Hafen zu Hafen weiter. Erst, als im 19. Jahrhundert

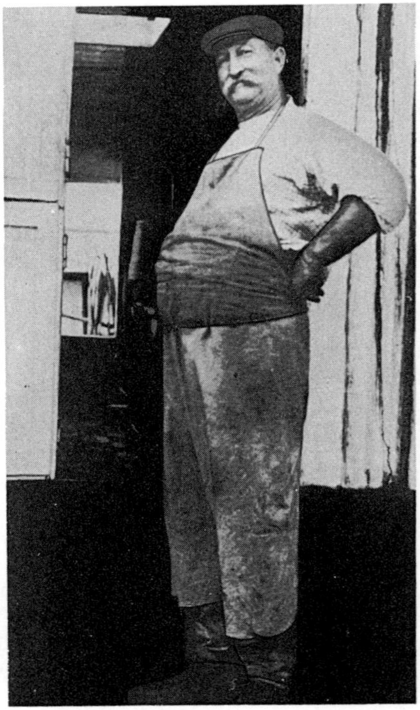

Der »Smut« auf einem mit Kohlen betriebenen Dampfer arbeitete unter nicht gerade idealen gesundheitlichen Bedingungen. Er mußte viel Kohlestaub schlucken. Die Schiffahrt wurde moderner, die gesundheitlichen Bedrohungen an Bord blieben. Sie wurden nur anders ...

internationale, strenge Vereinbarungen und Kontrollen wirksam wurden, konnten die Hafenärzte in aller Welt die Verbreitung von Seuchen in den Griff bekommen.

Jetzt erst zeigte es sich, wie wichtig es war, daß es schon im 17. Jahrhundert Bestrebungen zu einem eigenen medizinischen Berufsstand mit der Bezeichnung »Schiffsarzt« gegeben hatte. Jetzt erst trugen die Bemühungen der ersten Pioniere Früchte. Der Erfolg war sichtbar: Skorbut und Beri-Beri konnten merklich reduziert, viele Seuchen eingedämmt werden.

Hinzu kam allerdings, daß das moderne Zeitalter der Schiffstechnik gesundheitliche Vorteile für die Schiffsbesatzungen und für die Passagiere brachte. Die Verwendung von Eisen beim Schiffsbau, moderne Geräte und Techniken machten es möglich, daß die Wasserversorgung, die Schiffsreinigung, die Belüftung der Wohnräume und die Ernährung an Bord keine allzu großen Probleme mehr waren. Allerdings kamen neue medizinische Probleme auf: Mit der Dampfschiffahrt erlitten die Männer in heißen Maschinenräumen schwere Heizer-Erkrankungen, wie beispielsweise den Heizerkrampf. Es kam zu Verbrennungen und Vergiftungen durch Kohlengase. Und in den unbeheizten Räumen mit Eisenverkleidung erlitten die Männer im Winter Erfrierungen. Daß die gesundheitlichen Verhältnisse an Bord mehr und mehr verbessert wurden, ist im wesentlichen der Intervention von namhaften Schiffsmedizinern zu danken.

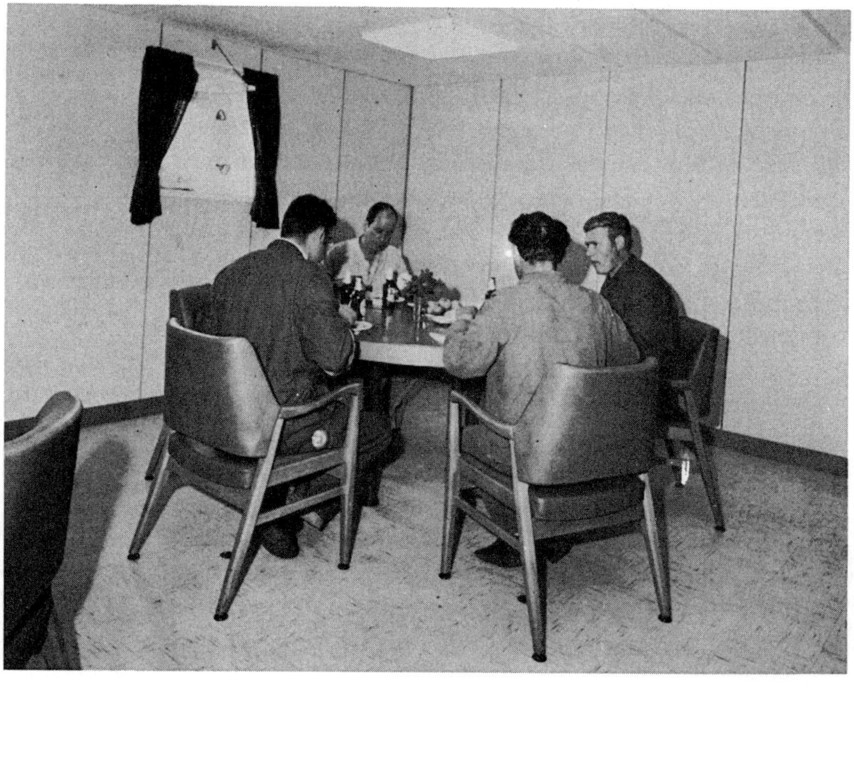

Freundlich und hygienisch – den modernsten gesundheitlichen Vorschriften entsprechend – sind die Aufenthalts- und Eßräume der heutigen Schiffsmannschaften.

Die Schiffahrtsmedizin – eine eigene Wissenschaft

In den seefahrenden Ländern wurden eigene Ausbildungsstätten für Schiffahrtsmediziner gegründet. Die französische Marine eröffnete mehrere Marineärzteschulen in Marseille, Brest, Rochefort und Cherbourg. In der britischen Marine gab es ein eigenes Doktordiplom für Schiffsärzte. Andere Länder schlossen sich dieser Neuheit an. In der zweiten Hälfte des 19. Jahrhunderts galt es bereits als besonders anerkennenswert, wenn ein Mediziner zuvor in der Marine als Schiffsarzt gedient hatte. Die Schiffsmedizin war eine eigene, anerkannte Wissenschaft geworden. Die Todesfälle und Erkrankungen an Bord nahmen merklich ab.

Die Schiffsärzte begannen gezielt zu forschen und Probleme zu analysieren. So wurden nach und nach die Seuchen, geheimnisvolle Krankheiten, wie beispielsweise die »trockene Kolik«, und viele Geschlechtskrankheiten besiegt und unter Kontrolle gebracht.

Mit der modernen Seeschiffahrt aber kamen, wie gesagt, neue medizinische Probleme auf. Die Technik der Dampfschiffe gefährdete die Gesundheit der Männer in einer anderen Weise. Die Schwerarbeit an den Dampfmaschinen, die Hitze, der Maschinenlärm brachten andere körperliche und seelische Belastungen und Streßsituationen. Zwar war die Sterblichkeitsrate auf den Schiffen nicht mehr so groß wie früher. Doch den Schiffsärzten stellten sich neue Aufgaben. Die Schiffahrtsmedizin wurde in dieser Zeit besonders aktiv. Es erschienen Bücher mit Anweisungen für das Verhalten an Bord im Interesse der Gesundheit. In den Vereinigten Staaten von Amerika und in Großbritannien wurden große Zentren der Schiffahrtsmedizin gegründet. Im Mittelmeerraum machten als Schiffsmediziner vor allem Dr. Belli in Italien und Dr. Plummert in der österreichisch-ungarischen Monarchie von sich reden:

– Auf Handelsschiffen wurden Schiffsoffiziere medizinisch ausgebildet.
– Es gab Vorschriften über den Inhalt einer Bord-Apotheke.

In diese Zeit fällt der Beginn der deutschen Schiffahrtsmedizin. Selbstverständlich gab es auch zuvor schon deutsche Schiffsärzte, die Großes leisteten. Schon 1837 wurden in Bremen der Hafen und die Besatzungen von einlaufenden Schiffen gesundheitlich überwacht. Man unterhielt bereits 1856 eine Quarantäneanstalt in Cuxhaven. Mit der großen Choleraepidemie in Hamburg von 1892 wurde der hafenärztliche Dienst eingeführt.

Dann kam für die deutsche Schiffsmedizin die große Stunde.

Der Marinearzt Dr. Bernhard Nocht wurde zum ersten Hafenarzt von Hamburg berufen. Er befaßte sich auch international mit allen anfallenden medizinischen Problemen der Schiff- und Seefahrt.

Aufgrund dieser Arbeit gründete er im Jahr 1900 das »Institut für Schiffs- und Tropenkrankheiten«, das seit 1942 als »Bernhard-Nocht-Institut« seinen Namen trägt. Er war der Begründer der deutschen Schiffahrtsmedizin.

Ihm war es zu verdanken, daß in der neugegründeten Kriegsmarine des Deutschen Reiches sowohl die vorbeugenden gesundheitlichen als auch die therapeutischen, heilenden Maßnahmen einen hervorragenden Stand erreichten.

Heute ist das Arbeitsgebiet der Schiffahrtsmedizin besonders weit und vielseitig geworden. Zur Förderung dieser Wissenschaft gibt es in der Bundesrepublik Deutschland seit 1959 in Hamburg die Sektion Schiffahrtsmedizin der Deutschen Gesellschaft für Verkehrsmedizin und seit 1966 die Abteilung Schiffahrtsmedizin am Bernhard-Nocht-Institut. Besondere Verdienste in wissenschaftlicher Sicht hat sich in den letzten Jahrzehnten hier der Forscher Prof. Dr. med. Hartmut Goethe erworben, der weltweit als Spitzenexperte gilt.

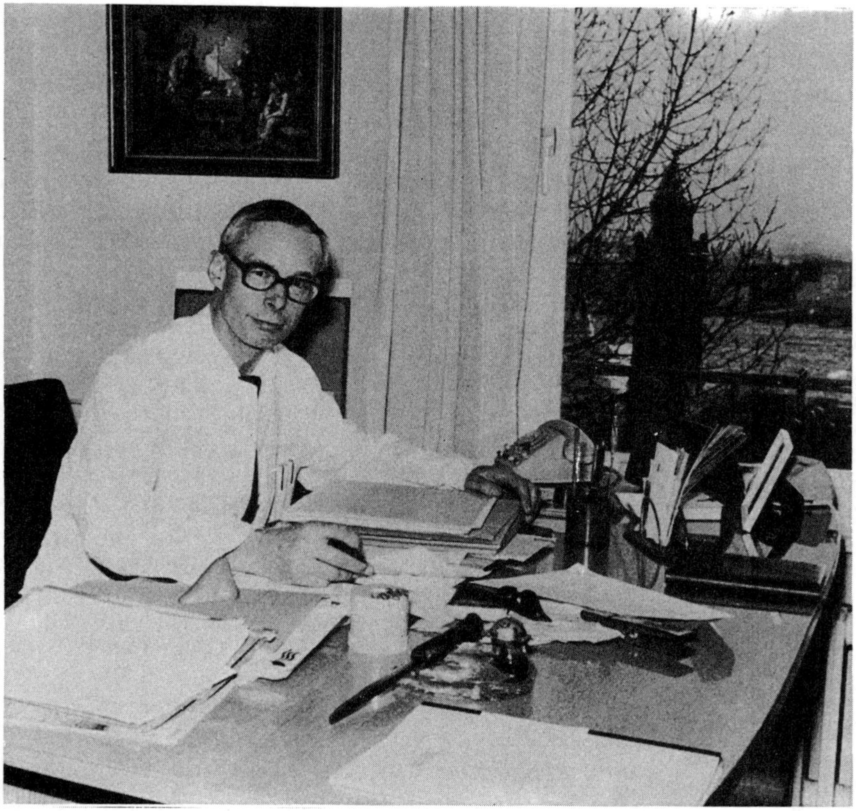

Der Schiffsmediziner Privatdozent Prof. Dr. med. Hartmut Goethe, Direktor der Abteilung Schiffahrtsmedizin am Bernhard-Nocht-Institut für Schiffs- und Tropenkrankheiten in Hamburg.

Hervorragende, international aufsehenerregende Leistungen vollbrachte im selben Institut Dr. med. Sc. Ernst Zorn. Er hat vor allem die neuen Aufgaben der modernen Schiffahrtsmedizin präzise dokumentiert:

- Man kann Krankheiten an Bord nur vorbeugen, wenn die Hygiene auf den Schiffen unserer Tage vorbildlich ist. Wohnräume, Hygieneräume, Wasserversorgung, Lüftung und Ernährung müssen dem neuesten Stand der Wissenschaften entsprechen.
- Ein wesentlicher Raum muß heute der Schiffsarbeitsmedizin eingeräumt werden. Lärm, Gifte, Hitze, Unfallgefahren, Tauglichkeitsfragen für die Arbeit an Bord, Arbeitsplatzhygiene entscheiden vielfach über den gesundheitlichen Zustand eines Matrosen.
- Aber auch die psychologische Betreuung während der Arbeit und in der Freizeit sowie der Umgang der Männer mit Genußmitteln müssen medizinisch abgesichert sein.
- Die medizinischen Probleme, die sich bei Seenot ergeben, müssen geklärt sein.
- Die moderne Schiffahrtsmedizin muß sich nach wie vor mit der Gefahr von Seuchen befassen.
- Wesentlich ist fundiertes Wissen über Schiffsapotheken und medizinische Bordeinrichtungen – vom Erste-Hilfe-Zimmer bis zum Hospital.

Man erkennt ganz deutlich – und Dr. Ernst Zorn betont das auch in seinen Arbeiten –, daß sich die Schiffahrtsmedizin grundlegend in ihren Problemstellungen geändert hat. Waren bis zum 19. Jahrhundert die sogenannten Schiffskrankheiten, wie Seuchen und Vitamin-Mangelerscheinungen das Hauptproblem, so sind inzwischen neue schiffshygienische und arbeitsmedizinische Probleme hinzugekommen. Ein Kernproblem ist die Verbesserung der therapeutischen Möglichkeiten auf Schiffen ohne Arzt.

Und so sieht die Situation der Schiffahrtsmedizin heute aus:

- Schiffsärzte fahren auf Passagierschiffen mit, damit die Reisenden jederzeit mit medizinischer Betreuung rechnen können.
- Schiffsärzte gibt es auch auf Fischereischutzbooten und auf Forschungsschiffen.
- Auf allen anderen Schiffen – für den Handel und für militärische Zwecke – muß nur dann ein Schiffsarzt mit dabei sein, wenn mehr als 75 Personen an Bord sind und es sich um eine große Fahrt handelt.
- Das bedeutet, daß auf den meisten Schiffen die medizinische Betreuung an Bord von sogenannten staatlich beauftragten Laienbehandlern – meist Schiffsoffizieren – übernommen wird. Sie sind mit einem Behandlungsbuch und mit der Schiffsapotheke ausgestattet; sie haben ständigen Funkkontakt zu einem Arzt.
- Aus Arztpraxen, in denen Seeleute Rat suchen, ist bekannt, daß bei alltäglichen Leiden und Beschwerden althergebrachte naturheilkundliche Methoden, aber auch neuesten Erfahrungswerten der Ernährungsphysiologie, der Vitamin- und Mineralienlehre große Bedeutung zukommt.

Zur ärztlichen Organisation der modernen Schiffahrtsmedizin ist abschließend folgendes zu sagen:

- Der Schiffsarzt reist auf einem Schiff zur Betreuung von Mannschaft und Passagieren mit. Leider oft nur kurz, weil er sich dann an Land niederläßt. Daher gibt es nur wenige Schiffsärzte mit langjähriger, spezieller Erfahrung auf dem Wasser.
- Der Reederei-Arzt berät Reedereien in medizinischer Hinsicht. Er unterrichtet Schiffsoffiziere in der Krankenhausbehandlung, sorgt für die medizinische Ausrüstung sowie für einwandfreie hygienische Zustände an Bord und berät die Schiffsbesatzung bei vorbeugenden Maßnahmen.
- Der Hafenarzt ist für die Überwachung von Seuchengefahren im Hafen verantwortlich. Er ist für Quarantänebestimmungen und Hygieneüberwachung sowie für die Kontrolle der Schiffsapotheken zuständig.
- Die Gesundheitsuntersuchungen vom Tauglichkeitsprüfungen der Seeleute werden in der Bundesrepublik vom ärztlichen Dienst der Seeberufsgenossenschaft durchgeführt. Für die Binnenschiffahrt gibt es die spezielle Binnenschiffahrts-Berufsgenossenschaft.

Vom heilenden Schiffskoch zum modernen Schiffs-Hospital

Im Laufe der Geschichte hat sich die medizinische Betreuung an Bord nur allmählich durchgesetzt. In der ersten Entwicklungsstufe der Schiffahrt bis ins 15. Jahrhundert hinein war es meist einer der Matrosen, der sich auch privat mit medizinischen Themen beschäftigte und so damit vertraut war, im Falle einer Krankheit an Bord Hilfe zu leisten. Er machte das mehr auf kameradschaftlicher, freiwilliger Basis. Bei den Griechen und Römern der Antike fuhren bereits ausgebildete Ärzte mit, wenn große Flotten ausliefen. Im Jahr 450 vor Christi Geburt gab es

Eine Darstellung des Tiberhafens mit römischen Handelsschiffen: An Bord gab es keinen Arzt, aber die Matrosen selbst wußten viele Hausrezepte und einfache Heilmittel gegen verschiedene Krankheiten.

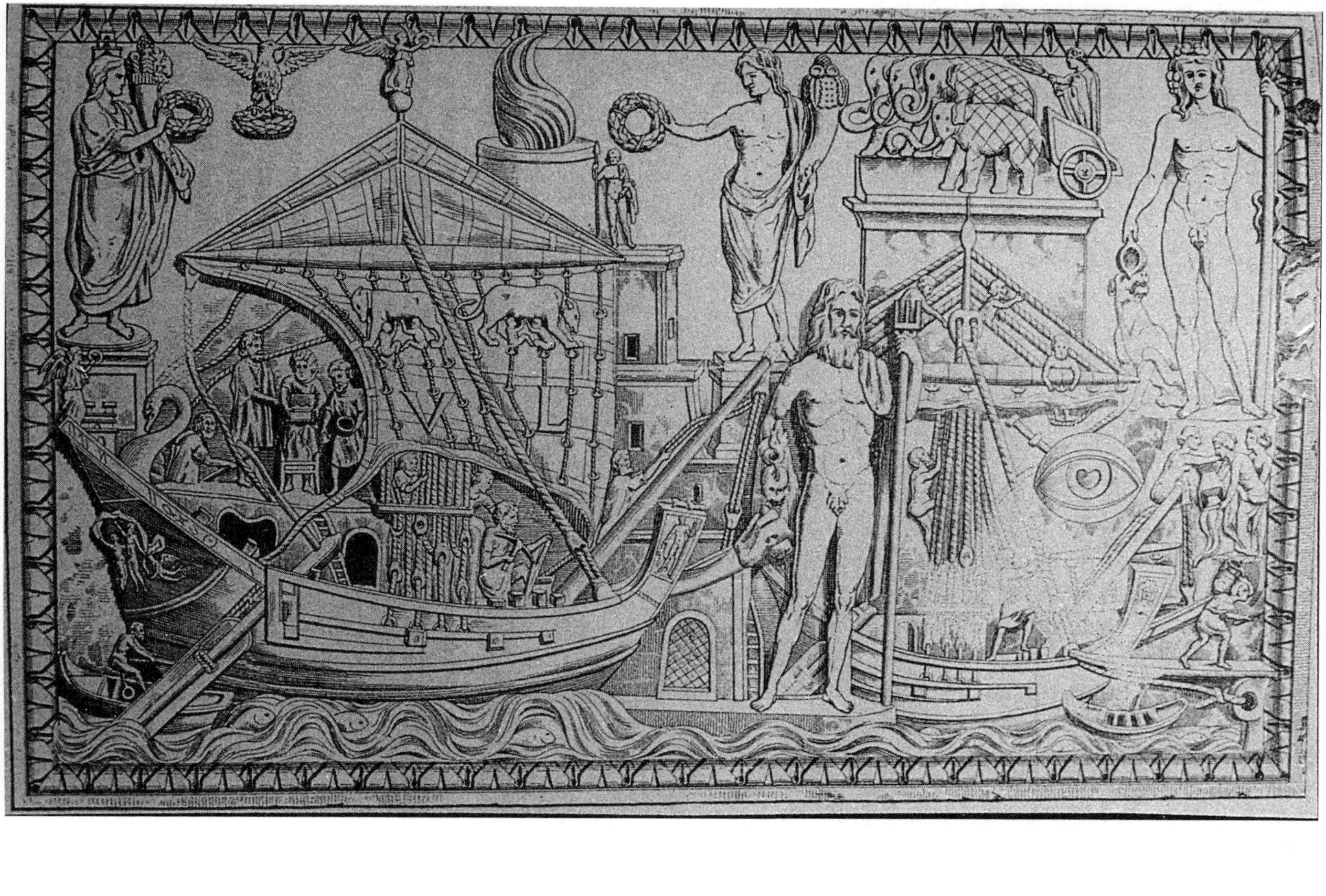

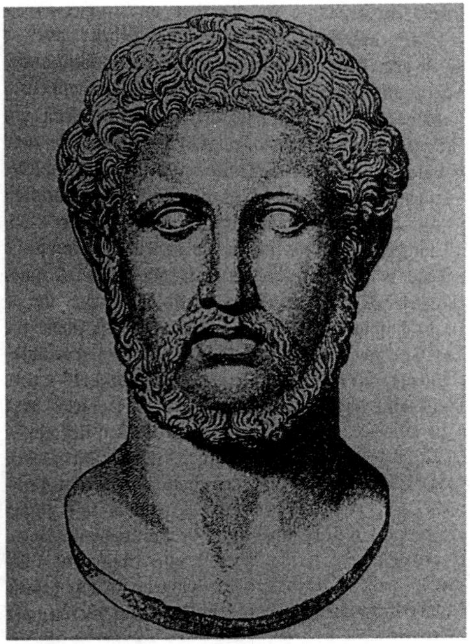

Alkibiades, Staatsmann und Feldherr aus Athen: Zu seiner Zeit gab es bereits die ersten Lazarettschiffe, die bei Seegefechten mitfuhren, um Kranke und Verletzte aufzunehmen.

sogar schon das erste Lazarettschiff, das bei Seegefechten mitfuhr und dessen Besatzung einzig und allein die Aufgabe hatte, Kranke und Verletzte der Flotte an Bord zu holen und zu betreuen. Das war zur Zeit von Alkibiades.

Zu diesem Zeitpunkt war das Wissen um die medizinische Behandlung Kranker auf hoher See bereits relativ ausgeprägt. Nach dem Zusammenbruch des Römischen Reiches allerdings verschlechterte sich die Situation der Schiffahrtsmedizin. Vieles geriet in Vergessenheit.

Um 1200 war die Situation auf den Schiffen, was die Gesundheit der Mannschaft und mitunter auch der Passagiere betraf, so schlecht, daß beispielsweise Ludwig VII. und Heinrich II. anordneten, der Betreuung verwundeter und erkrankter Menschen an Bord wieder mehr Aufmerksamkeit zu schenken. Gelegentlich kamen nun wieder öfter Schiffsärzte an Bord und fuhren auf Reisen mit. Allerdings wurden oft auch dubiose Quacksalber und sogenannte »Barbiere« angeheuert, die durch ihre seltsamen und nicht immer erfolgreichen Methoden dem Ansehen der Schiffsmedizin mehr schadeten als nützten.

Auf vielen Schiffen entstand ein Vertrauensverhältnis zwischen Kapitän und Schiffskoch. Man begriff schon damals, daß die Gesundheit der Mannschaft wesentlich von der Ernährung abhing. So kam dem Schiffskoch vielfach auch Bedeutung als medizinischer Betreuer zu, weil er meist sehr gut über das Wirken von Kräutern und Gewürzen im menschlichen Organismus Bescheid wußte, und weil

Ein Schiffsapotheker aus dem 12. Jahrhundert an Bord eines Seglers. Mit seinem Wissen war er für die Gesundheit von Mannschaft und Passagieren zuständig.

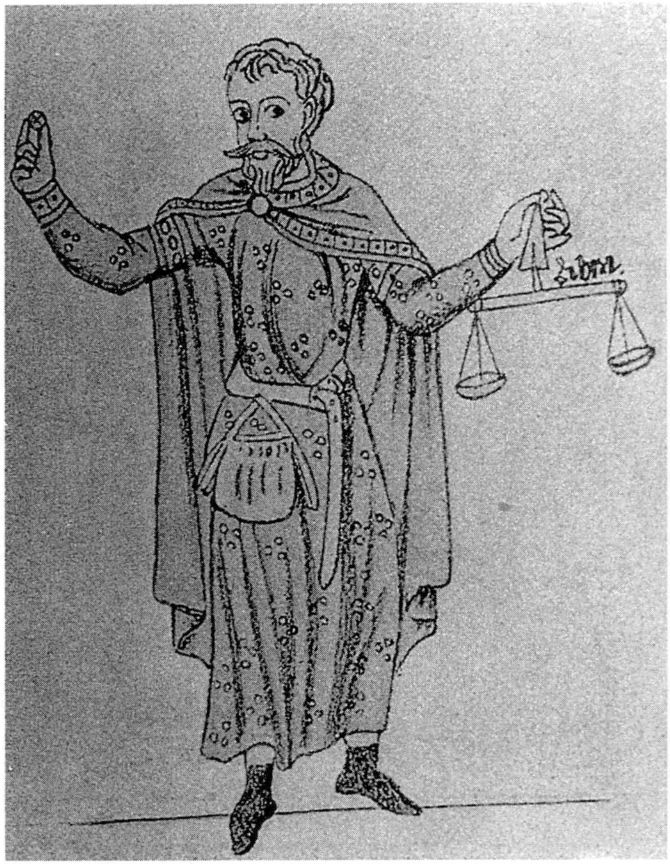

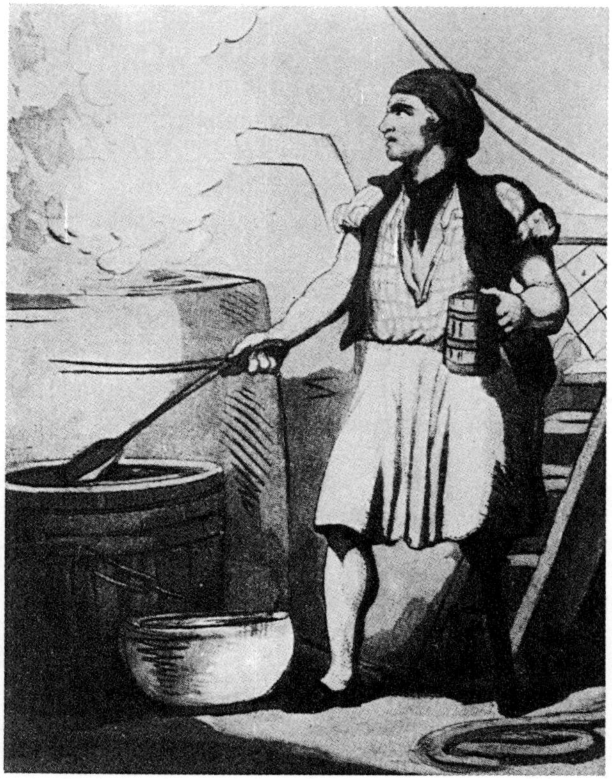

Auf den Segelschiffen vergangener Zeit war der Schiffskoch – sehr oft Invalide – auch der Arzt an Bord. Er braute im Bedarfsfall für die Mannschaft seine geheimnisvollen Heilmittel und Seemannsrezepte.

Ein alter Eisenherd in der engen Kombüse einer deutschen Viermastbark: Hier wurden nicht nur die Mahlzeiten für die ganze Mannschaft zubereitet. Hier wurden auch Rezepturen vom Schiffskoch gemixt und gekocht, wenn es Kranke an Bord gab . . .

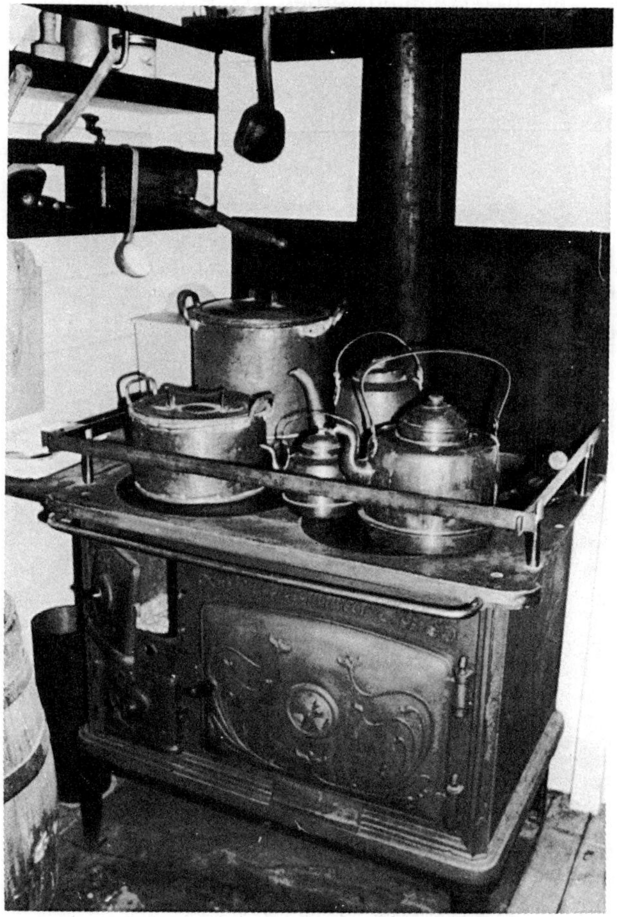

er auch Zeit hatte, sich um das Wohl der Männer zu kümmern. Während nämlich an Bord jeder Mann für harte Arbeit rund um die Uhr gebraucht wurde, konnte sich der Koch der Zubereitung der Speisen und vieler Arzneien widmen. In vielen Fällen war der Koch ein Kriegsinvalide mit einem Bein oder sonstigen Verstümmelungen.
Meist war es einzig und allein auf die Initiative und auf das menschliche Denken des Kapitäns zurückzuführen, wenn ein medizinisch gebildeter Koch mitreiste und im Krankheitsfall einschreiten konnte. Schiffsköche mit reichem Naturheilwissen und mit Kenntnissen von praktischen Hausmitteln waren sehr gefragt.
Als sich dann im 15. und 16. Jahrhundert Schiffe eigene, ausgebildete Schiffsärzte leisteten, bedeutete das noch

keinen großen Fortschritt für die Schiffahrtsmedizin. Die Situation und Stellung solch eines Arztes war derart unwürdig, daß sich nur ganz junge oder schlechte Ärzte an Bord begaben. Der Schiffsarzt hatte beispielsweise einen völlig ungeklärten Rang zwischen Matrosen und Offizieren. Sein Arbeitsraum bestand sehr oft nur aus einem finsteren, fensterlosen, ungelüfteten und übelriechenden kleinen Raum unter Deck. Mitunter war es nur eine Nische zwischen Bier- und Weinfässern. Dort mußte der Schiffsdoktor dann mit Messer, Säge oder Arzneien hantieren. Amputationen mußten meist beim trüben Licht von Wachskerzen vorgenommen werden. Der Patient wurde an einem Brett festgebunden und mit starkem Rum bis zur Bewußtlosigkeit vollgepumpt, damit er keine Schmerzen mehr verspürte. So ging es auf vielen Schiffen bis weit ins 18., mitunter sogar bis ins 19. Jahrhundert hinein zu.

Mit dem Bau von großen Ozeandampfern trat allerdings auch in der Schiffahrtsmedizin eine erfreuliche Wende ein. In der zweiten Hälfte des 19. Jahrhunderts entstanden die ersten Ärzteabteilungen und Hospitäler auf großen Schiffen.

Heute sind diese Einrichtungen ganz selbstverständlich. Jedes Schiff mit mehr als 75 Personen an Bord muß einen Schiffsarzt zur Verfügung haben. Handelt es sich um ein größeres Schiff, muß auch ausgebildetes Pflegepersonal mit ein bis zwei Assistenzärzten im Einsatz sein.

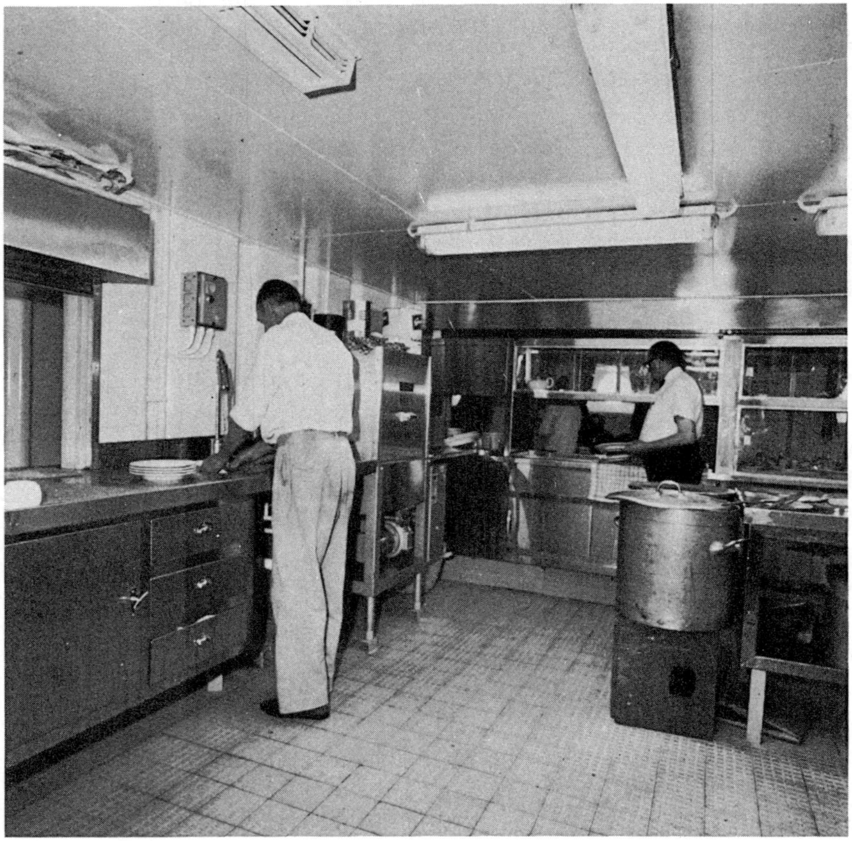

Blitzsaubere, moderne, geräumige Küchen garantieren heute auf großen Schiffen ein gesundheitlich unbedenkliches Zubereiten von Speisen. Das Photo zeigt die Küche an Bord der *Esso Wilhelmshaven.*

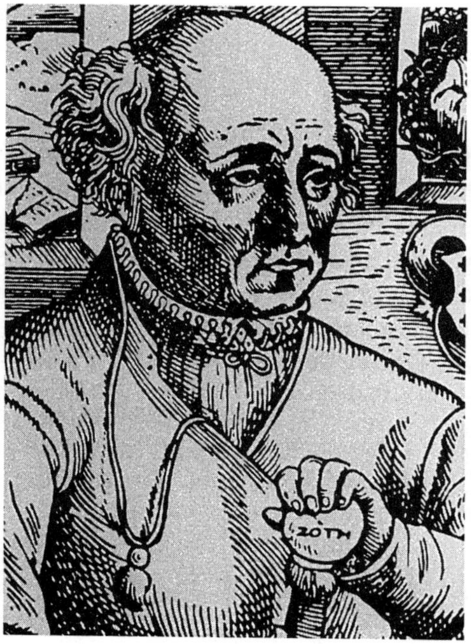

Da es um die Gesundheit an Bord von Schiffen im Mittelalter sehr schlecht stand, gab auch Paracelsus – Bombastus Theophrastus von Hohenheim – diesbezüglich Ratschläge aus seinem reichen Wissen.

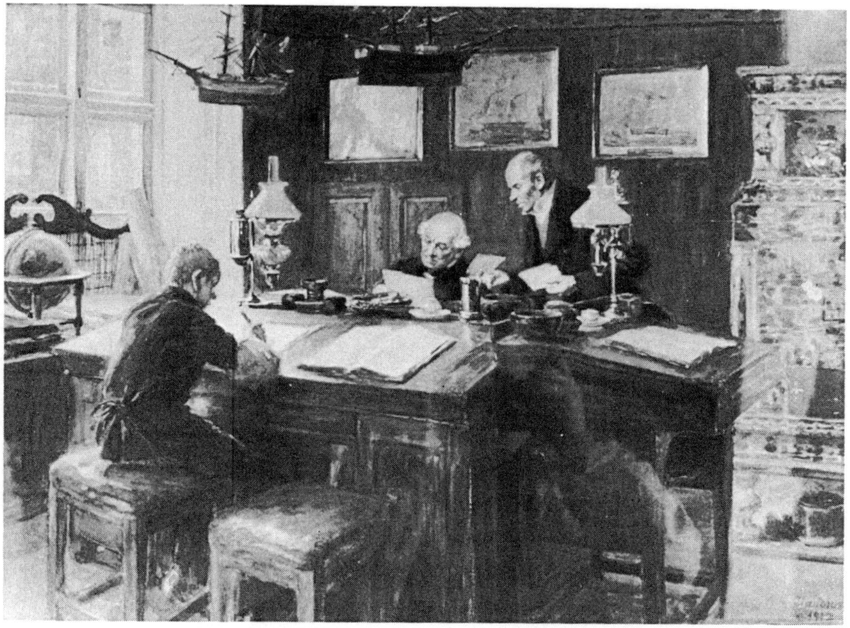

Ein Rostocker Reederei-Kontor um 1867:
Krankheiten an Bord und die medizinische Beratung der Mannschaft bereiteten hier mitunter große Sorgen.

Vorbildlich sind die Hospitäler der Luxus-Passagierschiffe. Dort hat eine medizinische Abteilung oft mehr als 30 Betten, obwohl die meisten Patienten in ihren Kabinen betreut werden. Einem Kranken stehen eine Schwester-Stewardess, ein Pflege-Steward und ein Pflegewachmann für die Nacht zur Verfügung.

Da man immer damit rechnen muß, daß auch heute an Bord eine größere Epidemie ausbricht – zum Beispiel eine Grippewelle –, so befindet sich auf dem Schiff eine sogenannte Isolierabteilung. Außerdem gibt es die Möglichkeit, Notbetten aufzustellen.

Auf den großen Luxus-Schiffen gibt es selbstverständlich auch einen Operationssaal. Er ist so zentral angelegt, daß auch bei stürmischer See keine allzu großen Störungen bei einem ärztlichen Eingriff zu befürchten sind. Hier gibt es die modernsten medizinischen Geräte, über die oft nicht einmal ein kleineres Krankenhaus an Land verfügt. Neben dem obligaten Instrumentarium eines Operationssaales ist auch eine Notstromvorrichtung vorhanden. Dem Operationsraum ist meist eine moderne Apotheke mit einer reichen Auswahl an Medikamenten angeschlossen. Für die medizinische Betreuung sind Spezialräume für Röntgen, Strahlen- und Heißlufttherapie, aber auch zur Zahnbehandlung eingerichtet.

Wer Schiffsarzt auf solch einem modernen Ozeanriesen werden möchte, muß eine ganz spezielle Ausbildung vorweisen, damit er den Anforderungen gerecht werden kann. Blinddarmoperationen, lebensrettende Eingriffe bei Nieren- und Gallensteinen, Behandlungen von Phlegmonen sind heute Alltag im Operationssaal eines Schiffes. Die Behandlung von Seekrankheit oder von Tropenkrankheiten zählen zur Routine.

Die Arbeit des Schiffsarztes beginnt in der Regel um 7 Uhr mit einer Sprechstunde für die Mannschaft. Beim Küchen- und Maschinenpersonal oder beim Verladepersonal gibt es immer wieder größere und kleinere Verletzungen zu behandeln oder weiterzubehandeln.

Am Vormittag steht der Arzt in der Sprechstunde den Passagieren zur Verfügung. Anschließend macht er einen Rundgang durch das ganze Schiff zur Kontrolle der Hygiene. Am Nachmittag besucht er die kranken Passagiere in ihren Kabinen oder im Hospital, dann die Männer der Mannschaft.

Der Schiffsarzt muß mit viel Diplomatie, mit Sprachkenntnissen und psychologischem Einfühlungsvermögen auf jeden seiner Patienten eingehen. Zwischendurch muß er noch ärztliche Ratschläge über Funk an Schiffe erteilen, die keinen Arzt an Bord haben. Auf diese Weise werden oft Diagnosen gestellt, Therapien vorgeschlagen oder Erste-Hilfe-Tips gegeben. Diese Art von »Schiffs-Fernbehandlung« hat sich sehr bewährt.

Das schwimmende Krankenhaus mit Kirche

Um vor allem den vielen Fischern medizinische Betreuung zukommen zu lassen, die sich draußen auf dem Meer befinden, wurde eine faszinierende Idee geboren: ein schwimmendes Krankenhaus.

Es trägt den Namen *De Hoop* und gehört zur niederländischen Fischereiflotte. Die holländischen Fischer haben damit einen sehr guten Service in Sachen Medizin und Religion.

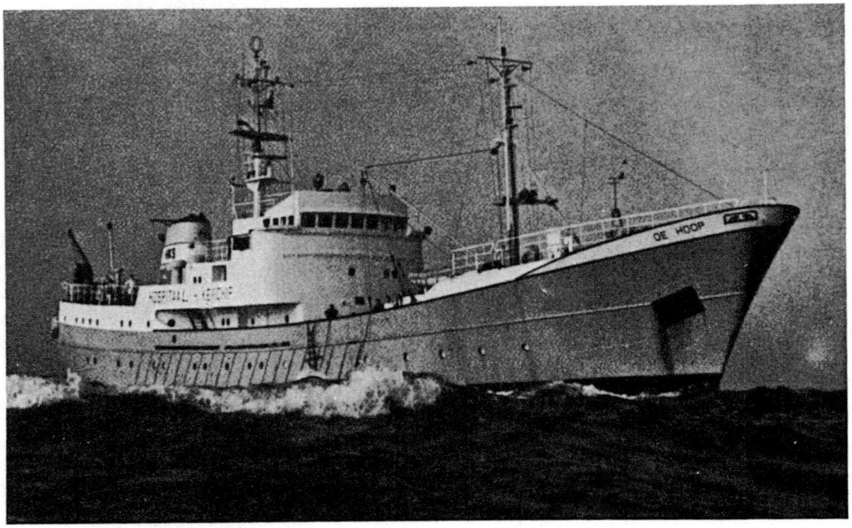

Die 4. Ausgabe der *De Hoop*, die seit 1963 im Einsatz ist und heute noch mit 26 Mann Hilfe leistet.

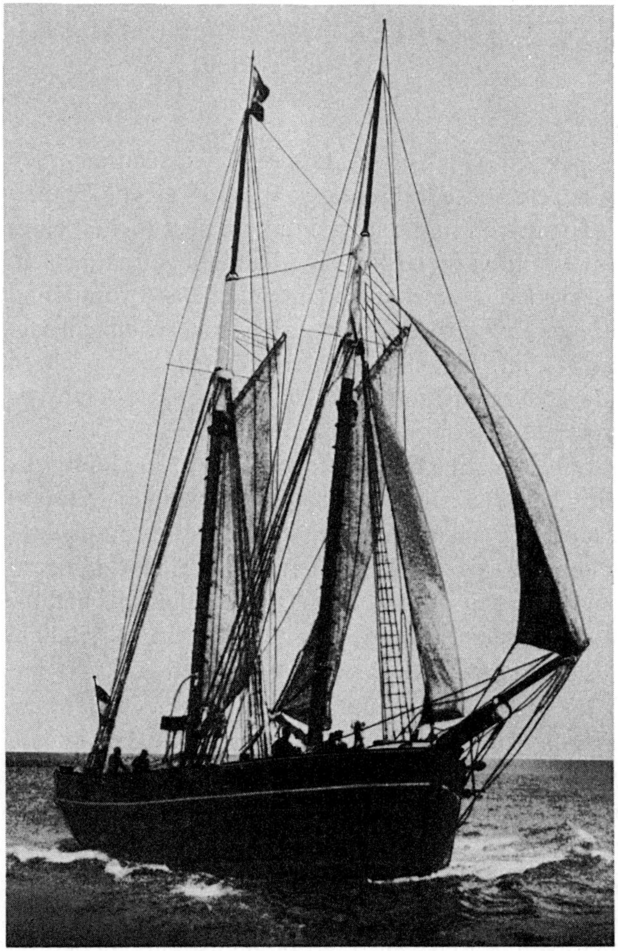

Das war das Original-Schiff *De Hoop* von 1899.

Im Jahr 1898 wurde eine private Vereinigung zum Wohle von Seeleuten unter der Schirmherrschaft der damaligen Königin gegründet. Emsige Frauenkomitees brachten entsprechende Geldmittel auf, um einen ehemaligen Lotsenkutter – einen Zweimastschoner – zu kaufen und als schwimmendes Hospital mit Kirche umzubauen. Das Schiff sollte in erster Linie den Fischern während der Fangzeit bei Unfällen und Krankheitsfällen zur Verfügung stehen. Die Fischer mußten dann nicht einen Hafen anlaufen, sie verloren keine wertvolle Fangzeit. Kranke Fischer wurden vom Hospitalschiff an Bord genommen und betreut. Zusätzlich bekamen sie auf hoher See auch geistlichen Zuspruch und konnten an Bord Gottesdienste besuchen. Diese Zusammenarbeit von Medizin und Religion ist einzigartig in der Geschichte der Seefahrtsmedizin.

An Bord des schwimmenden Krankenhauses standen vier Betten in einem großen Behandlungsraum, eine Waschgelegenheit, eine Apotheke und ein Kleiderkasten. Es gab einen Kapitän, einen Steuermann, einen Arzt, einen Pastor, einen Koch und acht Matrosen.

Das Hospital-Schiff lief am 13. Juni 1899 zum erstenmal aus. Im ersten Jahr wurden 99 Patienten betreut. In den nächsten zehn Jahren fanden über 2000 Patienten Hilfe an Bord, oder sie wurden auf ihren Booten vom Arzt des Hospital-Schiffes betreut. Patienten, die operiert werden mußten, brachte man so rasch wie möglich in die nächste Hafenstadt. Alle Aktivitäten wurden aus privaten Mitteln und ohne staatliche Unterstützung finanziert.

Auch heute noch versieht die *De Hoop* ihren Dienst. Allerdings handelt es sich dabei nicht mehr um das Schiff von damals. Es ist inzwischen die vierte »De Hoop«. Nummer zwei wurde 1912 und Nummer drei 1955 eingesetzt. »De Hoop« Nummer vier kam 1963 aus der Werft der Gebrüder Pot de Bolnes bei Rotterdam. Das Schiff ist etwas über 62 Meter lang, 10 Meter breit, hat eine Bruttotonnage von 1105 und eine Nettotonnage von 390 Registertonnen. Die Geschwindigkeit beträgt 11 Seemeilen in der Stunde. *De Hoop* kann mehrere Wochen auf hoher See bleiben, ist mit nötigem Proviant ausgerüstet und kann Trinkwasser und Treibstoff an in Not geratene Schiffe abgeben.

Das heutige Schiff verfügt über zwölf Betten, die auf vier Krankenräume verteilt sind. Auch eine Isolierkabine ist vorhanden. In einem Operationssaal können kleine chirurgische Eingriffe oder Notoperationen vorgenommen werden. Jede medizinische Hilfe wird kostenlos durchgeführt. Zur Besatzung des Schiffes gehören jetzt 26 Mann.

Die Geschichte der Chirurgie an Bord

Es ist kaum zu glauben: Die erste schriftliche Überlieferung von einem chirurgischen Eingriff an Bord eines Schiffes ist aus dem Jahr 400 vor Christi Geburt erhalten. Und zwar im fünften Buch der »Epidemischen Krankheiten« des berühmten »Corpus Hippocraticum«. Was darin geschildert wird, ist zweifelsohne ein Fall von Wundtetanus. Im Text des antiken Medizinberichtes heißt es:
»Dem Kapitän eines großen Lastschiffes wurde durch den Anker des Schiffes der Zeigefinger und Knochen der rechten Hand zerschmettert. Es stellten sich Entzündungen, Gangrän und Fieber ein. Am fünften Tag nahmen Hitze und Schmerzen ab. Ein kleiner Teil des Fingers starb ab. Nach dem siebenten Tag floß erwünschtes Sekret ab. Aber anschließend klagte der Kapitän über Sprachschwierigkeiten. Er konnte nicht richtig artikulieren. Seine Kiefer preßten sich gegeneinander. Dann wurde der Hals befallen. Am dritten Tag kam es zu allgemeinen Krämpfen mit Schweißausbruch. Am sechsten Tag starb er.«
Als Erkenntnis aus diesem Fall heißt es an einer weiteren Stelle:
»Wir hatten aus dem Fall gelernt. Als einem Schiffseigner Ähnliches nach einer Verletzung passierte, schnitten wir ihm die Hand am zweiten Tag ab. Er überlebte . . .«
Die Erkrankungen an Bord, die durch chirurgische Eingriffe behandelt werden mußten, haben sich im Laufe der Zeit immer wieder gewandelt. Meist waren sie auf Infektions- und Mangelerkrankungen zurückzuführen, von denen oft ganze Mannschaften hinweggerafft wurden.
In der ersten Epoche der Seefahrt, als Ruderschiffe oder von Sklaven angetriebene Galeeren ausliefen, die meist noch am selben Tag wieder in den Hafen zurückkamen, war keine unmittelbare chirurgische Versorgung an Bord notwendig. Bei schweren Verletzungen oder notwendigen Amputationen wurden die Patienten an Land gebracht und dort behandelt. Nur auf den großen Kriegsschiffen – den Trieren, Tetreren oder Penteren – gab es eigene Schiffsärzte, die auch chirurgisch arbeiteten. Die Tätigkeit eines Arztes bestand während der Kampfhandlungen hauptsächlich darin, daß er nahezu am laufenden Band vom Feind getroffenen Kriegern Pfeile aus Armen und Schenkeln zog. Bei den Römern hießen diese Marineärzte Duplicarii, weil sie in der römischen Flotte auf Grund ihrer harten chirurgischen Arbeit den doppelten Sold erhielten.
Da mitunter bei großen Seegefechten sehr viele Pfeile aus Körpern herausgezogen oder operiert werden mußten, setzte man auf manchen Schiffen sogar für eine rationellere und schnellere Arbeit eigene Geräte ein. Man weiß heute nicht mehr, wie sie aussahen. Es gibt allerdings Abbildungen von ähnlichen, moderneren Geräten im Mittelalter. Damals wandte man das gleiche Verfahren an.
Auch im Mittelalter kämpfte man überwiegend Mann gegen Mann. Dabei wurden Pfeile, Bogen, Lanzen, Speere und Steinschleudern von Schiff zu Schiff eingesetzt. Damals beherrschten Segelfahrzeuge die Meere, auf denen zwar drohende Geschütze standen, über Sieg oder Niederlage entschieden aber Hiebe, Schläge und Stiche. Daher handelte es sich bei den Verletzungen, die chirurgisch an Bord zu versorgen waren, auch größtenteils um Hieb- und Stichverletzungen.
Das änderte sich sehr plötzlich, als die Schußwaffen auch im Seekrieg eingesetzt wurden. Da mußten dann Verletzungen von Gewehr- und Kanonenkugeln oder von umherfliegenden Trümmern behandelt werden.
Bei der römischen Flotte gab es in der Antike ein ungeschriebenes Gesetz: Kranke und Verletzte wurden so schnell wie möglich von Bord an Land gebracht. Da die Kämpfe in Küstennähe stattfanden, war das kein Problem. Später wurde dann ein eigenes Gesetz erlassen, die Lex

Didia, die für Sauberkeit und Gesundheit an Bord sorgen sollte. Man wollte damit den Männern eine optimale Versorgung im nächstgelegenen »Valetudinarium« garantieren.
Im 12. Jahrhundert übernahm Eleonora von Aquitanien dieses Gesetz: Jeder Kapitän war demnach verpflichtet, kranke und verwundete Soldaten so rasch wie möglich an Land zu bringen und für eine entsprechende Betreuung zu sorgen.
Dann aber kam die Zeit der langen Reisen übers Meer. Es war in vielen Fällen nicht möglich, Kranke und Verletzte auszuschiffen. Außerdem wurden viele Krankenhäuser an Küsten, die meist von Geistlichen betrieben worden waren, geschlossen.
Die Folge: Schiffsarzt und Patienten mußten an Bord bleiben. Der Arzt war auf sich und sein Können angewiesen. Wenn es notwendig war, mußte eben operiert werden.
Während der großen Entdeckungsreisen oder auf den großen Fischkuttern gab es mehr Probleme mit Infektionskrankheiten und Mangelerkrankungen als mit chirurgischen Fällen. Daher war es üblich, daß der mitreisende Chirurg – »Doctor«, »Meister« oder »Chirurgus« genannt – auch die Schiffsbücher führte und Hausarzttätigkeiten ausführte.
Zusätzlich hatte der Chirurg auf den weiten Reisen eine sehr wichtige Aufgabe. Er mußte bei Bestrafungen an Bord anwesend sein. Wenn Matrosen sich in einen Streit eingelassen hatten oder als Anstifter einer Messerstecherei überführt wurden, dann band man sie an einen Mast und bestrafte sie mit Peitschenhieben. Oder man nagelte sie mit einer Hand an eine Schiffsplanke. Es gab noch andere grausige Methoden, bei denen die ganze Mannschaft zuschaute. Die Betroffenen mußten anschließend meist ärztlich behandelt werden. Nicht selten mußte ihnen Hand und Fuß amputiert werden. Stockhiebe und Peitschenschläge waren noch das kleinere Übel. Danach tauchte man die Männer mehrmals von der Rah ins Wasser und zog sie am Schiffsrumpf wieder hoch. Scharfe Muscheln am Schiffsrumpf verstümmelten die Männer oft zusätzlich.
Aus dem »Diätetisch-medicinischen Handbuch für Seeleute« von Friedrich Henning aus dem Jahr 1800 weiß man heute, was ein Chirurg zur Zeit der Segelschiffahrt hauptsächlich zu tun hatte:
– die Versorgung von Brandwunden,

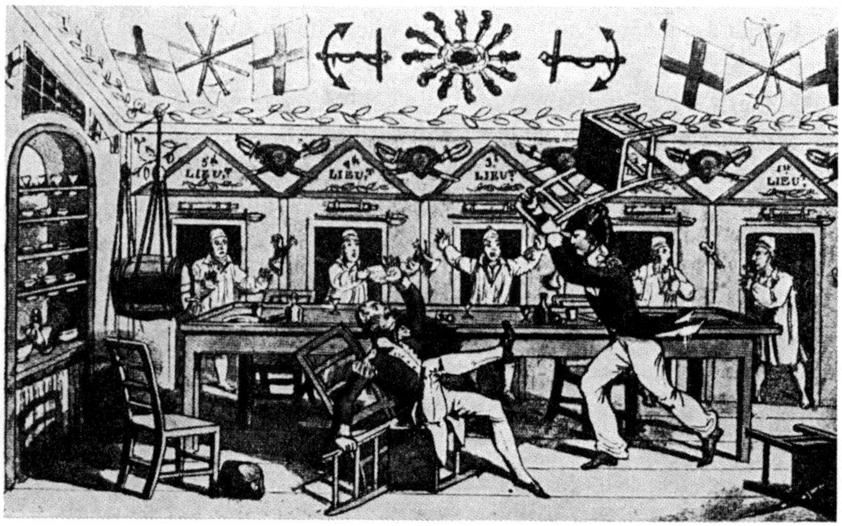

Der Alkohol an Bord forderte in früheren Zeiten viele Verletzte. Die alte Zeichnung zeigt einen Zwischenfall in einer Offiziersmesse an Bord eines britischen Schiffes. Interessant ist das frei an der Decke aufgehängte Branntweinfaß, dessen Inhalt offensichtlich den Anlaß zum Streit gegeben hat.

- das Amputieren von absterbenden, vereiterten Gliedmaßen,
- das Regulieren von Eingeweidebrüchen,
- das Einrichten von Knochenbrüchen,
- die Behandlung von Kopfverletzungen.

Offene Verletzungen kamen bei der Segelschiffahrt vor allem deswegen auch in friedlichen Zeiten so häufig vor, weil die Matrosen relativ oft vom Mast stürzten. Dabei kam es zu schweren Frakturen. Bei Stürzen über Taue und Wellenbrecher oder beim Zusammenprall mit herumfliegenden Gegenständen bei starkem Wellengang gab es dann weitere Verletzungen. Aber auch nach den vielen Raufereien und Messerstechereien hatte der Chirurg hinreichend zu tun. Auch mußten bereits zu dieser Zeit schon krebsartige Geschwulste wegoperiert werden.

Spektakuläre chirurgische Eingriffe an Bord

Fortschritte in der Chirurgie führten dazu, daß im 18. und 19. Jahrhundert aufsehenerregende und bisher nicht gewagte Operationen an Bord durchgeführt werden konnten. Sie sind in die Geschichte der Schiffahrtsmedizin eingegangen.

Hauptsächlich handelte es sich dabei um die Amputation und das Öffnen eines Körperteiles, um Gewächse, Geschwulste oder Knochenfragmente zu entfernen. Außerdem wurden schwere Schädelverletzungen behandelt, die durch Steine, Schwerter, Säbel, Picken und Hellebarden entstanden waren. Dabei wurden besonders verstümmelte Kopfteile vorsichtig entfernt.

Die erste Öffnung einer Schädeldecke – durch Aufstemmen und Aufsägen – fand Ende des 17. Jahrhunderts statt: Ein Seemann hatte sich auf einem Schiff, das aus dem Hafen von London ausgelaufen war, den Kopf an einem Mast gestoßen. Äußerlich war kein Bruch zu erkennen. Nur eine

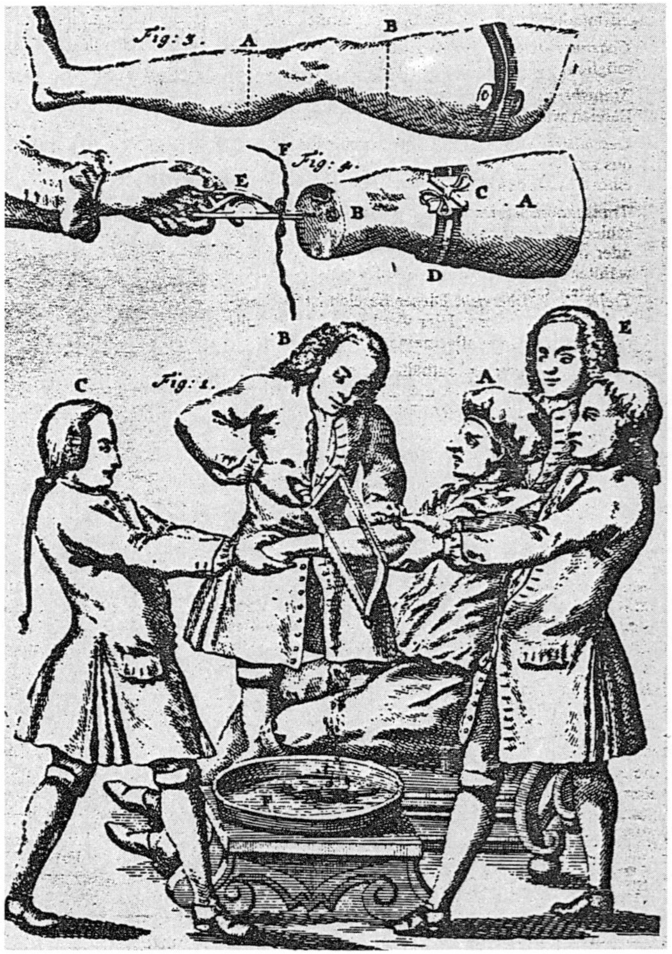

Eine historische Darstellung voller Dramatik aus dem Chirurgenwerk von Lorenz Heister aus dem Anfang des 18. Jahrhunderts: Die Vorderamputation (unten) und die Gefäßligatur nach einer Unterschenkelablösung an Bord eines Kriegsschiffes.

unbedeutende Anschwellung. Der Matrose war nur benommen. Man ließ ihn sicherheitshalber zur Ader. Am dritten Tag fühlte er sich bedeutend besser. Am vierten Tag allerdings begannen rasende Kopfschmerzen, die immer schlimmer wurden. Daraufhin öffnete der Chirurg die Schädeldecke, weil der Mann bereits vor Schmerzen dem Wahnsinn nahe war. Überall stieß er auf geronnenes Blut. Er entfernte es und konnte den Patienten retten, der sonst an inneren Verletzungen gestorben wäre.

Im Jahr 1734 schloß der englische Schiffschirurg John Atkins eine Wunde im Brustkorb eines Matrosen, aus dem auf Grund eines Luftemphysems so stark Luft ausbrach, daß davon eine brennende Kerze erlosch.

Im Jahr 1803 gelang dem Assistenzarzt David Fleming an Bord der *Tonnant* das Abbinden einer Aorta bei einem Matrosen, der sich in selbstmörderischer Absicht die Kehle eingeschnitten hatte. Die Geschichte verlief sehr dramatisch:

Unmittelbar nach dem Selbstmordversuch wurde die offene Wunde an der Kehle zugenäht. Der Patient fühlte sich zuerst elend, dann zusehends besser. Nach acht Tagen erlitt er während einer Visite einen Hustenanfall. Zum Entsetzen aller Umstehenden spritzte dem Matrosen hellrotes Blut aus der Operationsnarbe am Hals. Dr. David Fleming erkannte sofort, daß der Mann in Lebensgefahr schwebte, riß mit bloßer Hand die Operationswunde auf, griff hinein, drückte die Aorta zu und nahm sofort eine operative Unterbindung vor. Der Mann konnte gerettet werden.

1810 erhielt der zweite Chefchirurg des Marinelazaretts von Brest für eine ähnlich gelungene Naht von Napoleon eine Goldmedaille.

Die Trennung von siamesischen Zwillingen gelang 1840 dem spanischen Marinearzt J. B. Boin an Bord eines Schiffes.

Aus dem 18. und 19. Jahrhundert wird auch viel über die Behandlung von Knochenbrüchen auf Schiffen berichtet. Meist benötigte der Arzt dazu drei Helfer. Jeder von ihnen mußte den Körperteil nach einer anderen Richtung ziehen. Dann wurde das betreffende Glied mit Holz, Pappe oder Blech geschient und mußte 14 bis 21 Tage nach Abnahme der Schiene allmählich wieder bewegt werden.

Interessant ist auch, daß von dem holländischen Marinearzt Dr. Antonius Mathijsen, der von 1805 bis 1878 lebte, erstmals auf einem Schiff Gips bei einem Knochenbruch eingesetzt wurde. Von da an trat die Gipsbehandlung einen Siegeszug um die Welt an.

Jean-Dominique Larrey, der von 1766 bis 1842 lebte und als Chirurg Napoleons I. berühmt wurde, brachte aus Neufundland eine neue Erkenntnis mit. Er beobachtete, daß man frostgeschädigte und unterkühlte Schiffbrüchige schmerzfrei amputieren und operieren konnte.

Blinddarmentzündungen, Magengeschwüre und innere Bauchverletzungen wagte man damals noch nicht zu operieren. Die Patienten starben meist unbehandelt an einer sogenannten »tödlichen Kolik«.

Sehr häufig mußten Schiffschirurgen eingreifen, wenn ein Matrose von einem Hai gebissen wurde. Meist blieb ihm eine Amputation nicht erspart. Aus einem Bericht des Jahres 1844, der auf einem britischen Kriegsschiff vor Mozambique geschrieben wurde, geht hervor, daß man solche Amputationen meist abends bei flackerndem Kerzenschein auf dem Achterdeck vornahm. Der Patient wurde mit Rum in »Ohnmacht« versetzt und bekam ein Stück Leder zwischen die Zähne. Die Operationsinstrumente tauchte man in heißes Öl. Dann wurde geschnitten. Nach dem Eingriff wurde der Matrose tagelang unter Portwein gesetzt, um Fieber, Schmerzen, langwierige Eiterungen und Entzündungen besser zu ertragen.

Bei Schlangen- oder Skorpionbissen an Deck oder in einem Hafen gab es ganz einfache Methoden: Der Arzt nahm einen Schluck Öl in den Mund und sog die Wunde aus. Dann träufelte er Quecksilber in die Wunde und, wenn vorhanden, das Fett der betreffenden Schlangenart. Dieses Fett mußte der Patient auch einnehmen.

Als Gewehre im Seekrieg eingesetzt wurden, hielten die Chirurgen die Schußwunden anfangs für giftig. Man goß daher siedendes Öl darüber. Das warf den armen Verwundeten vollends um.

Jeder Schiffsarzt hatte in seinem Besteckkasten einen speziellen Öllöffel für diese medizinische Maßnahme.

Später verätzte man die durch Gewehrkugeln verletzten Venen und Arterien. Viele starben an den Folgen einer Nachblutung, wenn der Schorf abgegangen war.

Was ein Schiffschirurg mitunter zu leisten hatte, erfährt man aus dem Tagebuch eines Schiffsarztes im Jahr 1797: Während eines Seegefechtes von ein Uhr mittags bis vier Uhr morgens mußte er 90 Verletzte operieren. Bei den meisten waren Amputationen vorzunehmen. Bei der Seeschlacht zwischen der amerikanischen Brigg Constellation und der französischen Korvette *Vengeance* am 9. Februar 1799 vor Guadeloupe mußte der Chirurg an Bord der *Constellation* 25 Schwerverletzte operieren, die sonst verblutet wären. Nur drei starben kurz nach der Amputation.

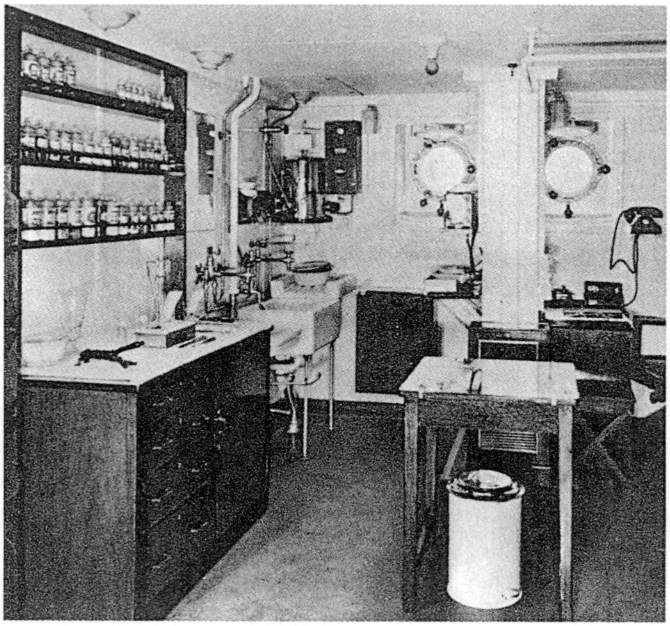

◁ Der Operationsraum auf der *Queen Mary* im Jahr 1937. Siehe nebenstehendes Kapitel

Die Schiffsapotheke auf der *Normandie* im Jahr 1936. ▽

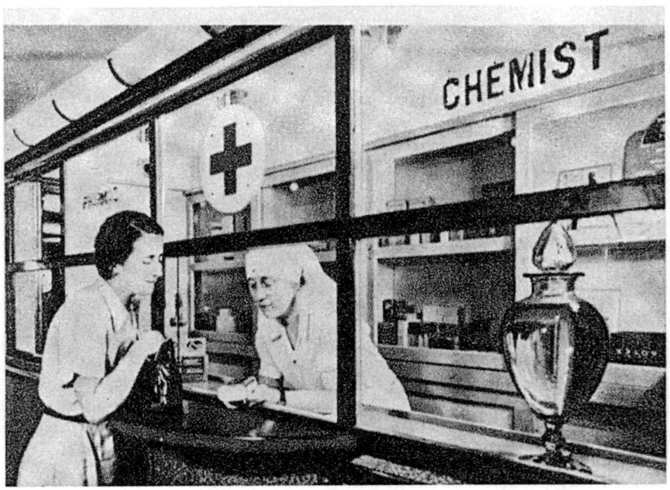

Lord Nelson, ein Beispiel für chirurgische Meisterleistungen

Das Können und die Arbeit der Schiffschirurgen von einst wird am besten am Beispiel des größten englischen Seehelden Lord Horatio Nelson aufgezeigt. Er mußte zum ersten Mal chirurgisch versorgt werden, als er 1794 bei der Belagerung von Calvi auf Korsika an Bord der *Agamemnon* durch einen Holzsplitter am rechten Auge verletzt wurde. Trotz Entfernung des Splitters stellte sich eine Sehbeeinträchtigung ein, die Pupille blieb verzerrt. Schließlich verlor Nelson auf diesem Auge gänzlich das Sehvermögen. Bei der Seeschlacht bei St. Vincent am 14. Februar 1797 wurde er an der Lende verletzt und operiert.

Fünf Monate später traf ihn während des Angriffes auf Teneriffa vor dem Hafen von Santa Cruz eine Gewehrkugel ins rechte Ellenbogengelenk, als er mit einem Boot an Land gehen wollte. Das Gelenk wurde vollkommen zerschmettert. Geistesgegenwärtig erkannte Leutnant Josiah Nisbeth, sein Stiefsohn, die Situation. Er brachte die starke Blutung mit einem Handtuch zum Stillstand. Kurz darauf wurde Nelsons Arm an Bord seines Flaggschiffes *Theseus* amputiert. Er erlebte diese Operation bei vollem Bewußtsein. Es gab keine Narkose.

Der 24jährige französische Schiffschirurg Dr. Remonier band den Arm ab, zog die Haut des Oberarms straff zurück, tätigte einen blitzschnellen Schnitt, zog die Muskulatur zurück und durchtrennte die wichtigsten Gefäße, die sofort mit gewachstem Faden abgebunden wurden. Daraufhin durchsägte der 28jährige englische Schiffsarzt Dr. Eshelby den Oberarmknochen. Die Amputationswunde blieb offen. Nelson erhielt eine hohe Dosis Opium. 14 Tage lang wachten die Ärzte an seinem Bett. Die Weichteile waren inzwischen um den Armstumpf gewachsen. Nelson kehrte nach England zurück. Lange Zeit litt er unter starken

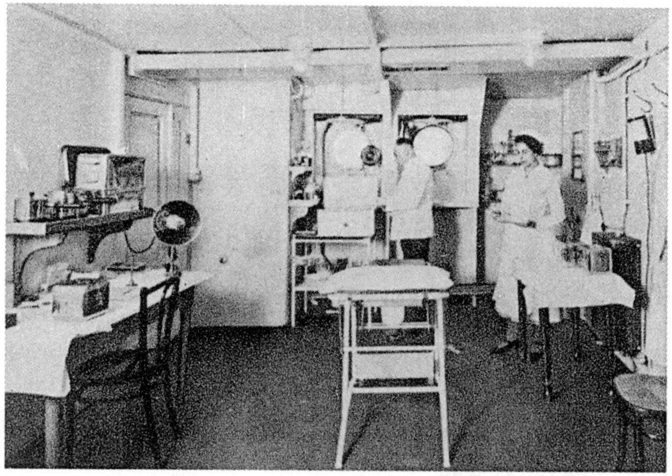

So sahen vor dem Zweiten Weltkrieg die Operationsräume auf den Schiffen der Hamburg-Amerika-Linie aus.

Für die damalige Zeit – 1935 – war dieser Therapieraum an Bord der *Normandie* nach den modernsten Erkenntnissen der Schiffsmedizin eingerichtet.

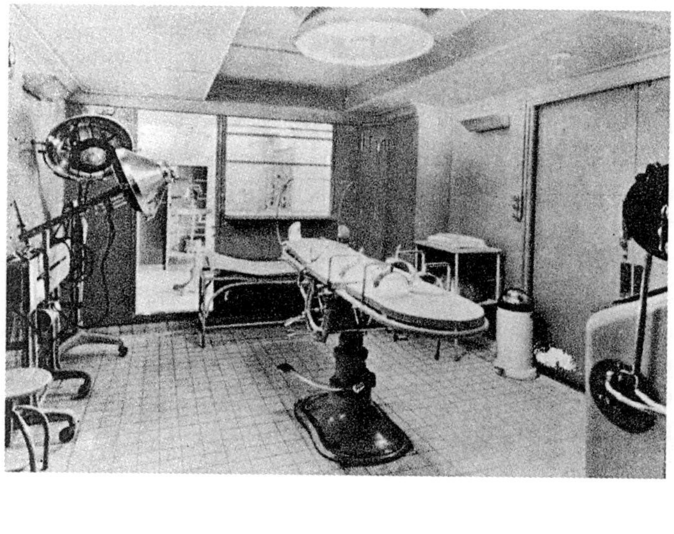

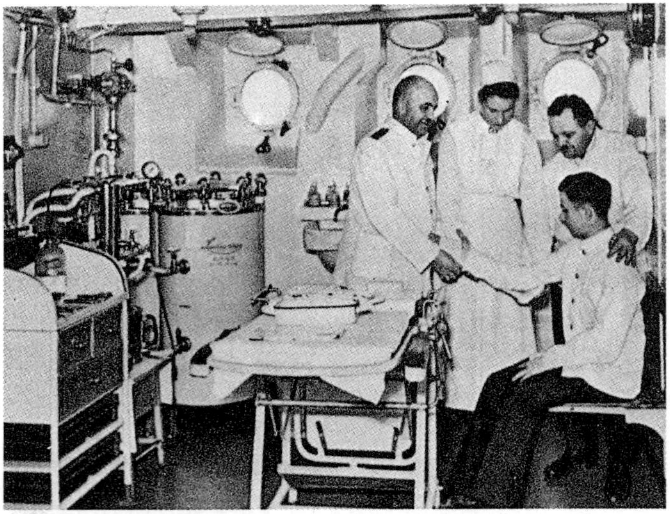

Das sogenannte Hospital-Zimmer an Bord der *Europa* im Jahr 1937. Ein verletzter Steward wird an der rechten Hand verarztet.

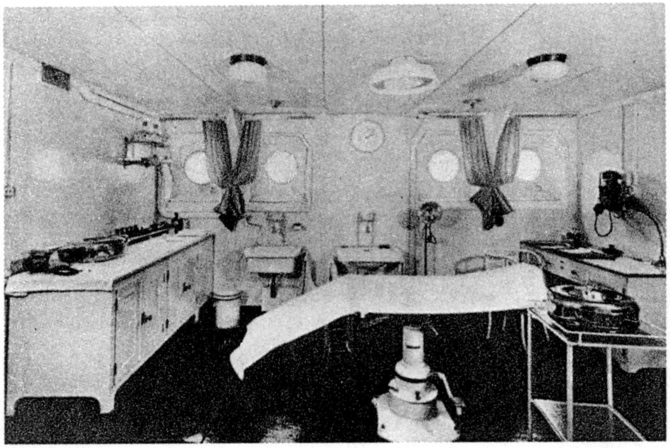

Das Operationszimmer an Bord des italienischen Luxusschiffes *Conte di Savoia*. Dazu gab es 30 Patientenbetten. Man sprach daher mit Recht von einem eigenen Hospital an Bord.

Schmerzen, die erst aufhörten, als der letzte Faden aus der Wunde geeitert war.

Lord Nelson erholte sich von dieser schweren und harten Operation derart gut, daß er wieder zur See ging. 1798 – während der Schlacht auf dem Nil – wurde sein gesundes Auge verletzt. Es konnte durch einen schnellen Eingriff gerettet werden. Dann aber – bei Trafalgar – traf ihn das Geschoß eines französischen Scharfschützen in den Rükken. Er war sofort gelähmt und starb im Schiffslazarett an inneren Blutungen.

Mit dem Rückgang der Seeschlachten hatten die Schiffschirurgen zunächst weniger zu tun. Im Ersten und Zweiten Weltkrieg allerdings mußten an Bord viele harte Operationen und auch Amputationen durchgeführt werden.

In der friedlichen Seefahrt indessen bleiben der Chirurgie derartige Einsätze erspart. Der moderne Schiffs-Operationssaal wird nur im äußersten Notfall benutzt, wenn es wirklich keine Möglichkeit mehr gibt, den gefährdeten Patienten auf schnellstem Weg in ein Krankenhaus an Land zu bringen.

Volleinsatz im OP-Raum des Luxusschiffes *Oceanea* im Jahr 1937: Der Arzt Dr. Bouter – assistiert von Prof. Dr. Sess – nimmt eine Blinddarmoperation vor.

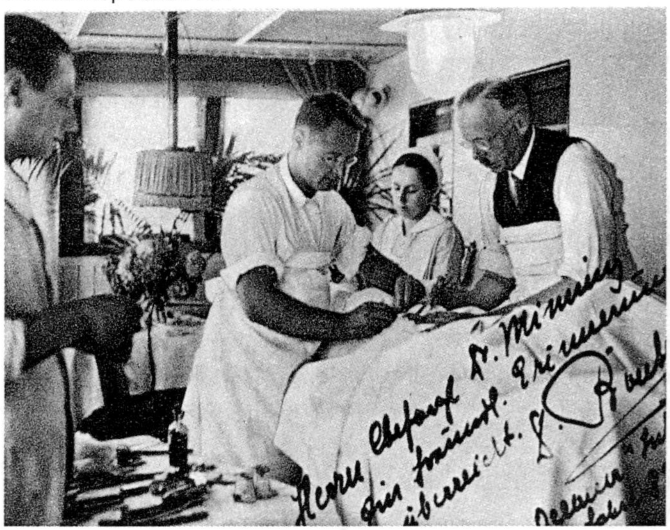

Alkohol an Bord bedrohte Gesundheit und Leben

Wer gern in alten Seemannsbüchern schmökert oder Matrosengeschichten liest, der wird den Eindruck nicht los, daß Schiffahrt und Alkohol zwei unzertrennliche Begriffe sind. Für die Schiffahrts- und Seemannsmedizin bedeutet das eine große gesundheitliche Belastung an Bord. Alkohol fördert Unfall und Verletzungen, schwächt den gesamten Organismus, raubt ihm Vitamine und greift vor allem die Leber an. Viele Erkrankungen an Bord müssen auf die Einwirkung von Alkohol zurückgeführt werden.

Wie aber ist der Alkohol so selbstverständlich zum Begleiter des Seemannes geworden?
Das begann zur Zeit der Segelschiffahrt. Hauptursache für den starken Alkoholgenuß waren:

- die unsicheren Segelzeiten, die vom Wind abhingen,
- die langen Reisen übers Meer, die oft bis zu einem Jahr dauerten,
- der Trinkwassermangel sowie
- die schlechte, gesundheitsgefährdende Qualität des Trinkwassers an Bord.

Das in Fässern mitgebrachte Trinkwasser wurde in kurzer Zeit zu einer übelriechenden und stinkenden Brühe, die man nur mit Widerwillen zu sich nehmen konnte. Außerdem hatte es sich bald herumgesprochen, daß man sich mit diesem Trinkwasser sehr oft gefährliche Infektionskrankheiten zuziehen konnte.
Deswegen griff man zu alkoholischen Getränken. Diese führten viel seltener zu Magen- und Darminfektionen, hielten sich länger und veränderten nicht ihren Geschmack. Wein, der in Fässern oder in Flaschen unter Deck mitgeführt wurde, behielt seine Qualität. In einer eigenen Studie stellte der Schiffshygieniker Fanssagrives fest, daß sich französischer Bordeauxwein am besten für Seeleute eignet. Diese Weinsorte wird durch die Bewegung auf See bei der Lagerung qualitativ besser.

Bei den Portugiesen, Spaniern, Franzosen, Italienern hatte im 18. und 19. Jahrhundert jeder Matrose im Rahmen seiner Verpflegung Anspruch auf täglich bis zu einem Liter Wein.
Auf vielen Schiffen wurde Wein viel wichtiger genommen als Wasser. Die spanische *Armada* führte im Jahr 1588 beispielsweise 82000 Liter Wein, aber nur 56000 Liter Wasser mit.
Heute weiß man, welche alkoholischen Getränke zur Zeit der großen Seefahrer an Bord besonders gefragt waren:

- französische und spanische Weine,
- deutsches und englisches Bier,
- südländische Süßweine,
- Branntwein,
- Arrak,
- Rum.

Aus verschiedenen Reisebeschreibungen geht hervor, daß es üblich war, zu jeder Mahlzeit – also dreimal am Tag – je ein Glas Wein zu trinken, zwischendurch Bier und abends bei kaltem, schlechtem Wetter starke Getränke.
Schiffsärzte setzten sich oft dafür ein, daß die Mannschaft morgens auf nüchternen Magen Branntwein trank. Man glaubte damit etwaige Würmer in den Eingeweiden vernichten zu können. Französische Schiffsärzte behaupteten, daß der regelmäßige Genuß von Wein Skorbut bekämpfen konnte.
Der namhafte britische Schiffsarzt Sir Gilbert Blane schrieb einmal zur Verteidigung des Alkohols an Bord: »Matrosen haben einen unwiderstehlichen Hang zu berauschenden Getränken, welches sich aus den großen Mühseligkeiten ihrer Lebensart und den vielen Abwechslungen und Unordnungen des Seelebens leicht erklären läßt. Man hat auch wirklich Ursache zu glauben, daß alle Arten gegorener Getränke zur Gesundheit der Seeleute etwas beitragen.«
In vielen alten Schiffsaufzeichnungen wird betont, daß

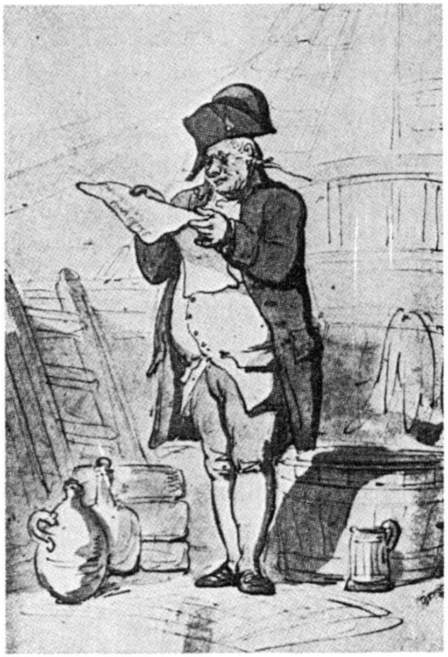

Nach strengen Regeln wurde an Bord der englischen Entdeckerschiffe der Alkohol ausgegeben. Doch beim Purser konnten sich die Männer für ihr eigenes Geld konzentrierten Rum zukaufen, was nicht gerade der Gesundheit der Matrosen zuträglich war. Die Darstellung des Pursers stammt aus dem Jahr 1799.

alkoholische Getränke – mäßig genommen – mehr Spannkraft geben und vor verschiedensten Tropen-Erkrankungen schützen.

Wenn man von einer früher an Bord üblichen, häufig anzutreffenden Trunkenheit spricht, so war die ganz sicher vor allem auf einen Überkonsum starker Getränke zurückzuführen. Bei der britischen Marine war es der Jamaika-Rum, bei den Franzosen der Branntwein. Feste, hohe Schnapsrationen waren in den sogenannten »Speiserollen« vorgeschrieben. Zusätzlich aber konnten sich die Männer auch noch Rum kaufen.

Das führte in frühester Zeit auf Segelschiffen und später auf Dampfschiffen nicht nur zu Raufhändeln und Alkoholexzessen, die Ärzte hatten es auch oft mit Alkoholvergiftungen zu tun. Der Alkohol brachte aber noch andere gesundheitliche Gefahren. Wenn die Matrosen zuviel getrunken hatten, hatten sie meist nicht mehr die Kraft, sich in ihre Hängematten unter Deck zu legen. Sie bleiben gleich auf dem Oberdeck liegen. Und während sie ihren Rausch

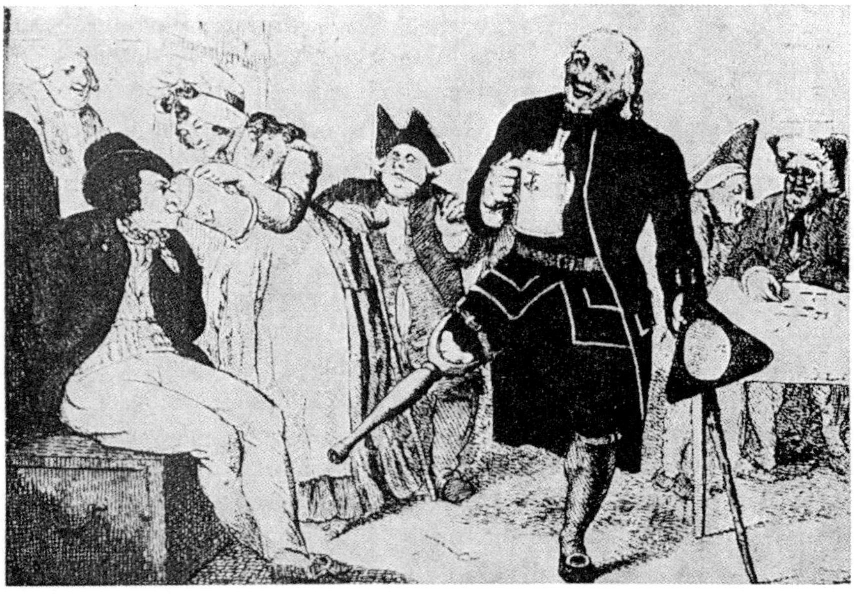

Invalide Marinepensionäre im Greenwich Hospital bekommen von einer Pflegerin ihre Bier-Ration. Dieser zeitgenössische Kupferstich zeigt, daß Alkohol damals in der Schiffsmedizin als »Trostmittel« bei amputierten Seeleuten eingesetzt wurde.

ausschliefen, holten sie sich oft gefährliche Erkältungskrankheiten. Oft starben diese Männer dann an schweren Lungenentzündungen oder an Kopfgrippe.
Es gab aber auch Schiffsärzte, die – wie aus Aufzeichnungen hervorgeht – den Brandy unverdünnt in großen Krügen tranken.
Weitere Erkrankungen, die durch Alkohol an Bord entstanden, waren Kopfverletzungen und Lebererkrankungen.
Eigentlich ist es der Schiffahrtsmedizin zu danken, daß man im Laufe der Zeit wissenschaftlich herausfand, daß regelmäßiger Überkonsum von Alkohol süchtig macht und dabei die Menge des konsumierten Alkohols ständig steigt. Den Begriff der Alkoholsucht prägte als erster der britische Flottenarzt Dr. Thomas Trotter, der 1761 bis 1832 lebte. Es ist daher sicher auch kein Zufall, daß von England starke Bestrebungen ausgingen, die Trunksucht der Seeleute zu bekämpfen.

So entstand der Grog

Der britische Admiral Vernon schrieb im Jahr 1740: »Die Trunksucht an Bord ist ein schweinisches Übel!«
Er überlegte, was er dagegen tun könnte. Und er fand eine raffinierte Lösung. Er gab Befehl, die bisher übliche Rum-Ration im Verhältnis eins zu fünf zu verdünnen. Und damit dieser neue Drink den Seeleuten besser schmeckte, wurde Zucker dazugegeben. Um diese Verdünnung aus gesundheitlichen Gründen durchzusetzen, wurden Ausgabe und gemeinsames Trinken jeweils vor dem Mittagessen und dem Abendessen unter Aufsicht des Ersten Offiziers vorgenommen.
Da Admiral Vernon Tag für Tag einen unscheinbaren grauen Rock als Uniform trug und deshalb den englischen Spitznamen »Groggram« bekam, nannten die Seeleute die neue Rummischung »Grog«. Der Name hat sich bis zum heutigen Tag erhalten.
Allerdings fanden die Männer dennoch Wege und Mittel, an puren Rum und andere starke Getränke heranzukommen.
Im Jahr 1783 wollte der Schiffsarzt Sir Gilbert Blane durchsetzen, daß Rum und starke Getränke an Bord verboten würden. Er schlug vor, nur mehr Wein mitzuführen. Seine Idee wurde nicht realisiert, weil Rum von den britischen Empire-Inseln viel weniger Geld kostete als Wein.

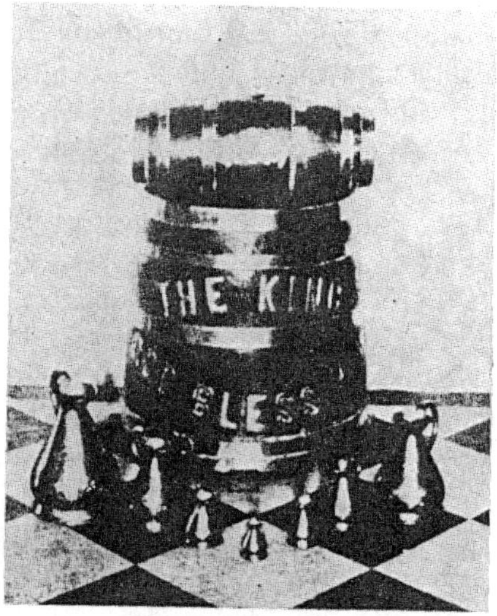

Ein Grog-Set wie es auf den Schiffen der Royal Navy verwendet wurde. Oben das kleine Rumfaß, darunter das große Süßwasserfaß, davor die verschiedenen großen Mischkannen. Damit konnte man für jeden Dienstgrad die erlaubte Grog-Mischung zubereiten.

Erst als nach den napoleonischen Kriegen bei den Matrosen Tee und Kakao Anklang fand, ging der Rumkonsum zurück. Und Grog wurde meist nur mehr als heißes Getränk bei kaltem, schlechtem Wetter getrunken. Dem starken schwarzen Tee ist es zu verdanken, daß die Matrosen in der internationalen Seefahrt gesünder zu leben begannen.
Hinzu kam noch, daß mit der Modernisierung der Schiffahrt die Zahl der Besatzungsmitglieder an Bord sank. Die Schiffsärzte merkten das. Sie hatten weniger zu tun.
Bier nahm an Bord eine ganz besondere Stellung ein. Es gehörte zu den Grundnahrungsmitteln auf dem Schiff,

hatte Nährwert, war nicht so verderblich wie Wasser und machte nicht so schnell betrunken wie andere Getränke, zumal es sich um sehr dünnes Bier handelte, das nicht mehr als 1,5 Prozent Alkohol hatte. Darum ist es auch nicht erstaunlich, daß im 17. Jahrhundert jedem Matrosen pro Tag 3,7 Liter zustanden. Im Kriegsbuch des Herzog Philipp von Cleve, der von 1485 bis 1502 Flottenadmiral war, wird berichtet, daß auf den Schiffen der damaligen Zeit viel mehr Bier als Wasser geladen war; mitunter zehnmal soviel. Allerdings wurde das Bier meist im ersten Teil der Reise ausgegeben und getrunken, weil es sich nicht sehr lange hielt. Man sprach dann unter Seeleuten oft von einem »bierhaltigen« und einem »bierfreien« Teil der Reise. Jahrzehntelang glaubten die Schiffsärzte, daß das Malz im Bier ideal gegen Skorbut sei. Darum findet man auch in der »Anleitung zur Gesundheitspflege an Bord von Kauffahrteischiffen« aus dem Jahr 1888 die Feststellung des Kaiserlichen Gesundheitsamtes, Bier wäre das gesündeste alkoholische Getränk, zugleich »ein Heil- und Vorbeugungsmittel«. Es gab sogar eine Medizin, die eine Art von Bier war: nämlich das Meerrettich-Bier, das gegen Seekrankheit und Erkältungskrankheiten angewendet wurde. Der Chemiker und Arzt Johann Rudolf Glauber, der von 1604 bis 1670 lebte und der das nach ihm benannte Glaubersalz entdeckte, erfand eine Methode, wie man an Bord mit Wasser und einem Bierkonzentrat das vielgeliebte leichtalkoholische Getränk frisch herstellen konnte. Daraus entwickelte sich später die in Tafeln gepreßte Bierwürze.

Heute ist der Alkohol an Bord kein gesundheitliches Problem mehr, weil es kaum noch zu den erwähnten Mißbräuchen kommt.

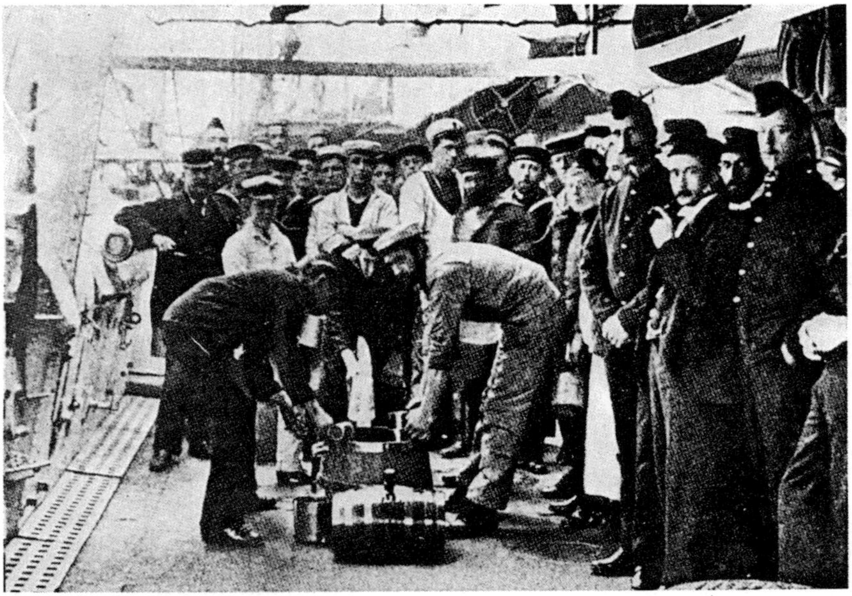

Diese Photographie aus dem Jahr 1900 zeigt die Grog-Ausgabe an Bord des H.M.S. *Melampus*. Rum- und Wasserfaß sind deutlich zu erkennen.

Kuriose medizinische Rezepte aus alten Seefahrerzeiten

Auf vielen Schiffen und Booten in vergangenen Seefahrertagen gab es keine Ärzte und keine medizinisch geschulten Männer. Es galt vielfach als Glück, wenn einer der Matrosen altes Wissensgut kannte und uralte Hausrezepte wußte. In diesem Buch soll an anderer Stelle ausführlich die Rede von jenen Rezepten sein, die auch heute noch – ärztlich anerkannt – gegen Krankheiten verwendet werden können.

An dieser Stelle aber seien erst einmal einige kuriose Rezepte aus alten Schiffsaufzeichnungen wiedergegeben, mit denen vor etlichen Jahrzehnten noch allen Ernstes Krankheiten bekämpft wurden. Es muß aber ausdrücklich betont werden, daß diese Angaben heute nicht mehr zur Nachahmung zu empfehlen sind. Es soll damit nur gezeigt werden, zu welch einfachen Mitteln man draußen auf See griff, als man von Erkrankungen auf Schiffen und deren sinnvoller Bekämpfung noch wenig wußte.

Die Problematik solcher Anweisungen wird schon klar, wenn man liest, was der Erste Arzt König Ludwigs XV. und Universitätsprofessor der Medizin, Pierre Chirac, im 18. Jahrhundert über die Bekämpfung von Skorbut schrieb: Der Genuß von Südfrüchten sei nicht empfehlenswert. Wortwörtlich meint er dazu:

»Man muß außerdem, wenn die Schiffe bestimmte Länder berühren, darauf achten, daß die Besatzungen nur wenig vom Genuß der Orangen, Zitronen, Ananas oder anderer saurer oder süßer Früchte Gebrauch machen, denn diese Erfrischungsmittel sind die häufigsten Ursachen für Fieberanfälle und Darmobstipationen und aller Krankheiten, die davon herstammen.«

Gegen Skorbut gab man unter anderem den Matrosen sechs Wochen lang täglich vor dem Essen ein Gemisch aus Eisenfeilspänen mit Rhabarberpulver und etwas Chichorée-Extrakt. Dazu riet man zu Einläufen mit Seewasser und zum Einnehmen von geriebener roter Koralle.

Wenn Matrosen an Bord erkrankt waren, dann erhielten sie eine ganz spezielle Verköstigung. Zum Beispiel Reiswasser: Der Reis wurde mit heißem Waser abgegossen, dann mit Wasser gekocht und durch ein Sieb getrieben. Unbeliebt war bei vielen Männern auch das Brotwasser:

Dünne Scheiben von Schwarzbrot wurden geröstet, mit Wasser gekocht, bis sich das Brot gesenkt hatte. Dann wurde die Flüssigkeit abgeschöpft und mit Zucker verabreicht.

Bei Augenentzündungen, Hautentzündungen und Quetschungen gab man Umschläge mit einer Mischung aus Wasser und Bleiextrakt.

Gegen Schlaflosigkeit, Gelenkrheumatismus und Säuferwahnsinn reichte man Opiumpulver, Opiumtinktur, oder man machte Einläufe mit Opium-Tee. Auch das sogenannte Doversche Pulver gegen Husten, Rheuma und Katarrh enthielt Opium.

Gegen Durchfall wurde Rhabarberpulver mit zerriebenen Austernschalen verordnet.

Bei Asthma mußten die Männer auf einem Blech über einer Flamme Salmiak schmelzen lassen und die aufsteigenden Dämpfe einatmen.

Wenn ein Matrose an Warzen litt, so mußte er sie »wegsprechen«. Er mußte fünfmal am Tag dreimal hintereinander folgenden Satz sprechen: »Drei Jungfrauen kamen vom

Himmel. Die erste mähte das Gras. Die zweite nahm das Laub von den Bäumen. Die dritte ließ die Warzen verschwinden . . .!«

Probleme der heutigen Schiffahrtsmedizin

In verschiedenen seefahrenden Völkern gibt es heute keine gravierenden, aber immerhin beachtenswerte Probleme in medizinischer Hinsicht.
Bei den Matrosen in der Sowjetunion stehen an erster Stelle Zahnerkrankungen, Erkrankungen der oberen Luftwege und Leiden des Magen- und Darmtraktes. Psychische Erkrankungen treten kaum auf. Alkoholismus an Bord kommt nicht vor, weil es dafür schwere Strafen gibt.
In Polen leiden Matrosen vorwiegend an Magen- und Darmerkrankungen und an Tuberkulose.
In Norwegen sind es ebenfalls Magen- und Darmerkrankungen, außerdem Herzerkrankungen und Probleme mit dem Alkohol.
Auf britischen Schiffen stehen Zahn- und Darmerkrankungen an der Spitze, ähnlich ist die Situation in den Niederlanden, in Italien sowie in der Bundesrepublik Deutschland.

*

Die Geschichte der Schiffs- und Seemannsheilkunde beweist, daß sich vom Beginn der Seefahrt an bis zum heutigen Tag Krankheiten und ihre Ursachen und Behandlungsmethoden grundlegend geändert haben. Die Schiffahrtsmedizin hat eine bewegte Vergangenheit, in der Gegenwart hat sie alle einschlägigen Probleme im Griff.

II. Teil

Gesundheit aus der Kombüse

Was Schiffsköche und Schiffsärzte schon lange über die Bedeutung der Ernährung für das Wohlbefinden von Mannschaft und Passagieren wußten . . .

Der Koch war oft auch der »Arzt an Bord«

Es wurde schon erwähnt: Auf kleinen Booten und Schiffen, auf denen es keinen ausgebildeten Mediziner gab, war sehr oft der Koch in der Kombüse »Arzt an Bord«. Den Menschen war es also immer schon klar, daß man durch falsche und schlechte Ernährung krank, durch gezielte Nahrung dagegen gesund werden konnte. Wenn in früher Zeit zu Lande Früchte, Gemüse und andere Lebensmittel oft nur deshalb gegessen wurden, weil sie gut schmeckten, so war Seeleuten von Anfang an bewußt, daß gewisse Speisen mit dem Wohlbefinden des Organismus und der Seele zu tun haben und daß das Fehlen gewisser Nahrungsmittel zu Mangelerscheinungen und Erkrankungen führen konnte. Es war ein langer, erfahrungsreicher Weg, der zur modernen und gesunden Ernährung führte. Die Schiffahrt hat dazu einen beachtlichen Teil beigetragen.
Während bis in die zweite Hälfte des 19. Jahrhunderts ein Schiff ohne spezielle Vorschriften und nur auf Weisungen des Schiffseigners oder des Kapitäns bevorratet wurde, so erließ der Hohe Senat der Freien und Hansestadt Hamburg im Rahmen der Seemannsordnung eine eigene Ernährungsverfügung mit dem Namen »Speisetaxe«. Sie trat 1873 in Kraft. Daraus ging genau hervor, was pro Mann täglich für die Verköstigung an Bord bereitzustehen hatte.
Und so sah dieser Pro-Mann-Proviant aus:
1 Pfund gesalzenes Rindfleisch oder 3/4 Pfund Schweinefleisch oder 250 Gramm geräucherter Speck oder 3/4 Pfund Fisch, wobei Fisch nur zweimal die Woche gegeben werden durfte. Weiter: 5 Liter Wasser, pro Woche 250 Gramm Gemüse (Kartoffeln, Sauerkraut oder sonstiges Gemüse), 150 Gramm getrocknete Früchte, 1 1/2 Pfund Mehl, 7 Pfund hartes Weizenbrot, 1 Pfund Butter, Schmalz oder Baumöl, 30 Gramm Tee, 150 Gramm Kaffee, 250 Gramm Zucker oder Syrup.
Diese Anweisungen wurden im Laufe der Zeit immer wieder abgewandelt und im Detail verändert.
Der Kapitän hatte den Auftrag, im Interesse der Gesundheit in Häfen frisches Fleisch und frischen Fisch zu beschaffen und der Mannschaft vorzusetzen. Weiter hieß es in

Speisetaxe

am Bord der in die Hamburgischen Schiffsregister eingetragenen Seeschiffe.

Im weiteren Verfolg der vom Hohen Senat unterm 26. Februar 1873 erlassenen Verordnung, betreffend die Ausführung der Seemanns-Ordnung des Deutschen Reichs vom 27. December 1872, § 6, wird in Bezug auf die der Schiffsmannschaft am Bord der in die Hamburgischen Schiffsregister eingetragenen Schiffe zu verabreichenden **Speisen** und **Getränke** (vergleiche § 45 der Seemanns-Ordnung des Deutschen Reiches), bestimmt;

Die **tägliche** Ration für eine Person soll sein:

500 Gramm frisches oder gesalzenes **Rindfleisch**, oder 375 Gramm **Schweinefleisch**, oder 250 Gramm **geräucherter Speck**, oder 375 Gramm in Dosen **präservirtes Fleisch**, oder 375 Gramm **Fisch** (doch dürfen Fische nur zweimal die Woche gegeben werden) und 4,5 Liter **Wasser**; ist die Mannschaft über 10 Mann stark, so erhält sie zusammen noch eine Extra-Ration von den vorstehend bezeichneten Artikeln; ferner **getrocknete Erbsen, Bohnen, Grütze** oder **Graupen** zur Sättigung.

Auch erhält jeder Mann **wöchentlich**:

250 Gramm **Gemüse** (Kartoffeln, Sauerkraut oder sonstige Gemüse), 150 Gramm **getrocknete Früchte**, an hartem **Weizenbrot** und **Mehl** zusammen 4250 Gramm und, so lange der nach der Dauer der Reise (bei weiten Reisen auf mindestens 6 Monate) einzunehmende Vorrath reicht, 500 Gramm **Butter**. An die Stelle der Butter kann auch **Schmalz** oder **Baumöl** treten (von Letzterem für die Woche 0,5 Liter) oder wenn Beides fehlt, täglich 250 Gramm **Fleisch** oder 125 Gramm **Speck** mehr. Ein jeder der Mannschaft erhält ferner wöchentlich 30 Gramm **Thee**, 150 Gramm **Kaffe**, 250 Gramm **Zucker** oder **Syrup** und 0,25 Liter **Essig**. Außerdem ist (von hier ausgehend) für die Mannschaft **Bier** mitzunehmen, bis zu 50 Liter per Mann; wird kein Bier mehr gegeben, so erhält Jeder statt 150 Gramm, 225 Gramm **Kaffe** wöchentlich.

In Häfen, in welchen **frisches Fleisch** oder **frische Fische** zu erhalten sind, soll davon wöchentlich wenigstens zweimal gegeben werden, auch ist nach mehr als sechswöchentlichem alleinigen Genusse von Salzfleisch, zweimal wöchentlich, an Stelle des gesalzenen Rindfleisches, in Dosen **präservirtes Fleisch** zu geben.

Es ist Pflicht des Capitains, für guten Proviant und möglichst reines Trinkwasser, sowie für einen hinlänglichen Vorrath an Beiden nach Verhältniß der Reise zu sorgen. Desgleichen muß er sich mit einer nach den erlassenen Vorschriften der Hamburgischen Behörde eingerichteten Medicinkiste versehen.

Hamburg, den 1884.

Die Deputation
für Handel und Schifffahrt.

Diese Speisetaxe aus dem Jahr 1884 beweist, wie man auf deutschen Schiffen darauf bedacht war, daß die Ernährung der Mannschaft der Gesundheit förderlich war. Sie sollte mithelfen, Krankheiten und Seuchen an Bord zu verhindern oder gering zu halten.

einem Passus der Speisetaxe: »Es ist Pflicht des Kapitäns, für guten Proviant und hinlänglichen Vorrat nach Verhältnis der Speise zu sorgen. Desgleichen muß er sich mit einer für die Zahl der Mannschaft genügenden Qualität von Medizin versehen.«

Die Tatsache, daß die Medizin in einem Atemzug mit der Nahrung aufgezählt wird, beweist, wie sehr man sich bewußt war, daß Ernährung und Gesundheit an Bord eng zusammenhingen.

Darum war auf vielen Schiffen des Mittelalters, aber auch davor und danach, so etwas wie ein »Medizinmann« in der Kombüse.

Kurios ist in diesem Zusammenhang allerdings folgendes: Litten die Männer in den Tagen der großen Segelschiffe auf ihren langen Reisen an Mangelerkrankungen, so ist es heute eher umgekehrt. Matrosen unserer Tage zeigen Krankheitserscheinungen durch typische Überernährung und falsche Speisenzubereitung. Kräftige Nahrung ist an Bord noch üblich, körperliche Belastungen dagegen sind durch den Einsatz moderner Technik weitgehend zurückgegangen.

Dr. Hartmut Goethe hat bei 60 Prozent einer Tankschiff-Besatzung Übergewicht festgestellt. Ähnliche Resultate liegen auch aus anderen Teilen der Erde vor. Bedenklich ist dabei, daß es sich um sehr junge Leute handelt (das Durchschnittsalter des Seemannpersonals liegt heute bei 30 Jahren).

Deshalb forderte Dr. Ernst Zorn in einem Referat im Jahr 1974 vehement ein Umdenken bei der Ernährung an Bord. Er betonte: »Durch das Fehlen jeglicher ernährungsphysiologischer Kenntnisse, durch unzweckmäßige Eß- und Trinkgewohnheiten der Schiffsbesatzungen und wegen der größtenteils recht mangelhaften Ausbildung der Schiffsköche kann es – trotz gutem heutigem Nahrungsmittelangebot – auch zu Fehlernährung kommen.«

1. Gewürze an Bord für die Gesundheit

Während in alten Zeiten die Menschen an Land mehr wegen des guten Geschmackes zu Gewürzen griffen, wußten die Köche an Bord schon ziemlich früh, daß hinter jedem Gewürz auch ein Stück Medizin steckte. Uns ist heute bekannt, daß auf Seeräuberschiffen genauso wie auf vornehmsten Segelkreuzern die Gewürzregale der Köche bei Beginn einer Reise randvoll waren. Manchmal legte ein Schiff nur deshalb in einem Hafen an, weil es dort köstliche Gewürze gab.

»Knoblauch erhält den Käptn jung!«

Dieses uralte Seemannswort war ganz richtig, denn Knoblauch bekämpft erfolgreich die Arteriosklerose, eine der typischesten Alterserscheinungen des Menschen. Kein Wunder, wenn Käptn und Matrosen, die auf ihre Gesundheit hielten, immer Knoblauch mit an Bord hatten.

Der zur Gattung Lauch zählende Knoblauch ist zweifelsohne eines der wertvollsten Gewürze, die es in einer Bordküche geben kann. Er ist von großer Bedeutung für Gesundheit und Vitalität. Seine eigentliche Heimat sind die Steppen Zentralasiens. Die Chinesen aßen ihn schon mit großer Begeisterung. Auf dem Schiffsweg eroberte er Indien, dann Ägypten. Hier verwendete man den Knoblauch als Liebesmittel. Matrosen bereiteten sich vor dem Einlaufen ihres Schiffes in einen Hafen aus Knoblauch geheimnisvolle Tränke zu, deren Rezepte heute aber nicht

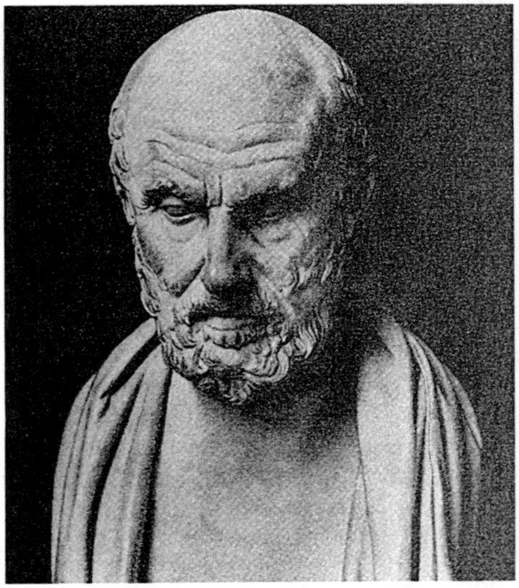

Hippokrates, der große Arzt im antiken Griechenland, erkannte bereits: Wer Knoblauch ißt, wird seltener krank. Er empfahl dieses stark riechende Heilmittel bereits Matrosen und Kapitänen von Ruderschiffen.

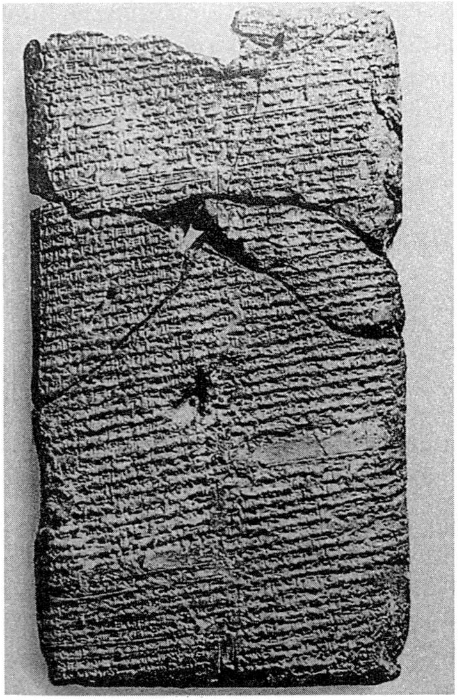

Eine ägyptische Steintafel mit einer Lobeshymne auf Knoblauch. Es wird darin erwähnt, wie wertvoll Knoblauch auch für die Männer an Bord von Nilschiffen war.

mehr überliefert sind. Im legendären ägyptischen »Ebers-Papyrus«, dem umfangreichsten medizinischen Werk aus dieser Zeit, wird Knoblauch als wichtiges Medikament zweiundzwanzigmal erwähnt, und zwar einige Male ganz konkret im Zusammenhang mit Krankheiten an Bord von Nilschiffen.

Auch für die Phönizier, Babylonier und Perser war Knoblauch ein unentbehrliches Gewürz und Heilmittel. Phönizische Kaufleute traten grundsätzlich keine Schiffsreise an, wenn nicht eine gewisse Menge Knoblauch an Bord vorrätig war. Auf phönizischen Handelsschiffen gab es sogar eigene hölzerne Vorrichtungen zum Aufhängen und zum luftigen Aufbewahren und Trocknen von Knoblauch.

Die Knollen des Liliengewächses kamen schließlich durch die Seefahrt über die Insel Kreta nach Europa. Die Griechen nannten den Knoblauch vorerst ein Zaubermittel. Man kann das heute noch in der Odyssee nachlesen. Der Arzt Hippokrates wandte es als Heilmittel an und empfahl es Seeleuten zum Aufbau der Widerstandskraft gegen Infektionserkrankungen auf hoher See. Im 12. Jahrhundert machte die heilige Hildegard von Bingen den Knoblauch in Mitteleuropa bekannt. Und durch Klostermönche fand Knoblauch als heilendes Gewürz und Medikament auch Anwendung in der nördlichen Schiffahrt.

In Kapitäns-Tagebüchern des 18. Jahrhunderts stehen interessante Beobachtungen über den Knoblauch in der Mannschaftsnahrung:

- Knoblauch machte die Männer aktiver und eifriger bei der Arbeit.
- Ältere Matrosen wirkten nach einiger Zeit wieder jünger.
- Knoblauch senkte hohes Fieber, verbesserte die Verdauung und beseitigte Durchblutungsstörungen.
- Die Ansteckungsgefahr bei Erkältungsepidemien wurde verringert.
- Knoblauch essende Matrosen wurden vor ansteckenden Hauterkrankungen bewahrt.
- Atemerkrankungen besserten sich rascher.
- Die Vergeßlichkeit alter Matrosen nahm ab.

Heute weiß man, warum Knoblauch an Bord derartige Erfolge brachte: Er enthält einen geheimnisvollen Hauptwirkstoff, das ätherische Öl Allizin. Es handelt sich dabei um eine hochwirksame bakterientötende Substanz, die auch den starken Geruch verbreitet. Zusätzlich enthält Knoblauch Glykoside, Eiweißstoffe, Vitamine und etwas Schwefel. Interessant ist, daß seit Jahrzehnten auf sowjetischen Schiffen – vor allem in Kriegszeiten – Knoblauchöl als Antibiotikum eingesetzt wird. Trotz Nahrungsmangel hielten die Matrosen schwerste Zeiten durch, weil sie Knoblauch als Kraftspender hatten.

Wer also mit seiner Jacht unterwegs ist und sich dabei optimal auf alle körperlichen Anforderungen vorbereiten will, der sollte regelmäßig Knoblauch in den Speiseplan mit einbauen, denn:

- Die Vitalität steigt nachweislich, wenn täglich eine rohe Knoblauchzehe – etwa mit Petersilie zerdrückt – auf einem Butterbrot verzehrt wird.
- Roher oder gekochter Knoblauch – in Bienenhonig getaucht – steigert die Potenz und Liebesfähigkeit bei Mann und Frau. Ein Mittel, auf das schon um die Jahrhundertwende viele Matrosen schworen.
- Wer unter starkem Schnupfen leidet und eine unangenehme Nasensekretion hat, der sollte Knoblauch zerhacken und die dabei ausströmenden Öle tief einatmen.
- Das bekannteste Anti-Wurmmittel an Bord war ein Einlauf mit Knoblauchwasser: 100 Gramm Knoblauch wurden in einen Liter Wasser aufgekocht und für den Einlauf verwendet.

Gegen Depressionen und gegen Magen- sowie Darmverstimmungen verschrieb so mancher Marinearzt seinen Matrosen den Knoblauchschnaps: Man nimmt eine Handvoll Knoblauchzehen und schneidet sie in dünne Scheiben. Dann legt man diese Scheiben in ein Keramik- oder Glasgefäß und leert einen Liter Wacholderschnaps darüber. Das Gefäß muß nun luftdicht verschlossen werden und bleibt ein paar Wochen stehen. Der Vorteil: Knoblauchschnaps riecht kaum nach Knoblauch.

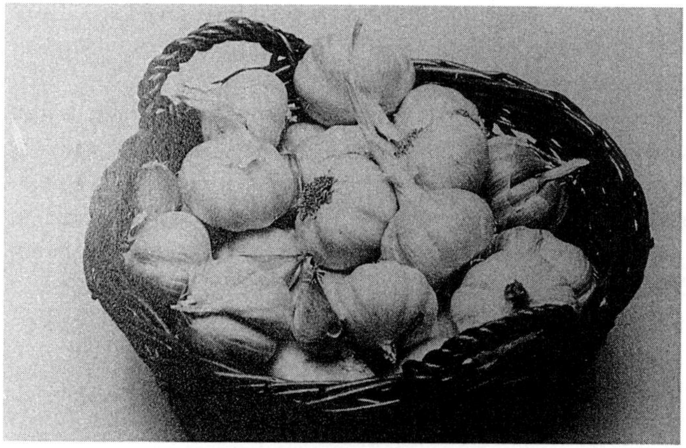

Knoblauch hat zu allen Zeiten in der Schiffahrt aus medizinischen Gründen eine bedeutende Rolle gespielt.

Ein Vorzug bei der Knoblauch-Verwendung auf Schiffen bestand noch darin, daß man ihn anfangs frisch, später aber mit derselben Wirkung getrocknet verzehren konnte. Schiffsköche setzten Knoblauch bei vielen Speisen ein: bei Salaten, Hülsenfrüchten, Gemüsegerichten, Fleischspeisen und vor allem beim Schweinefleisch.

Es gab immer schon Menschen, die Knoblauch schätzten, sich aber am Geruch stießen. Den einfachen Matrosen war das egal. Aber in Offiziers- und Kapitänskreisen war man darauf bedacht, vor allem im Umgang mit Damen nicht so stark nach Knoblauch zu riechen. Hierfür gab es Tricks, die man heute noch erfolgreich anwenden kann:

- Hinterher ein Glas Milch trinken. Bei manchen Menschen wirkt warme, bei manchen kalte Milch besser.
- Starken Bohnenkaffee trinken oder einige Kaffeebohnen kauen.

- Hinterher Petersilie, Majoran, Thymian oder Pfefferminze kauen.
- Ein Glas Rotwein trinken.
- Manchmal hilft auch ein Löffel voll Bienenhonig.

Heute wird auf Schiffen vielfach zu Knoblauch-Kapseln geraten.

Im Rahmen der großen deutschen Ravalgen-Forschung hat der international bekannte Arterioskleroseforscher Prof. Dr. L. Samochowiec 1986 eine ideale Kombination zur Anhebung der körperlichen und geistigen Leistung, der Verjüngung und Abwehrkraft gegen Erkrankungen gefunden. Es handelt sich um die Kombination des Allizins vom Knoblauch mit dem Lecithin der Sojabohne. Dieses Ravalgen-Produkt wird in der Schiffahrt zur Vitalisierung in Kapselform verordnet und erbrachte beispielsweise bei Matrosen mit Raucherbein sensationelle Heilerfolge.

Prof. Dr. Leonidas Samochowiec von der Universität Stettin bestätigt jetzt mit seiner Ravalgen-Forschung, was man früher an Bord praktizierte: Knoblauch und Lecithin üben eine großartige Wirkung auf die Konstitution eines Menschen aus.

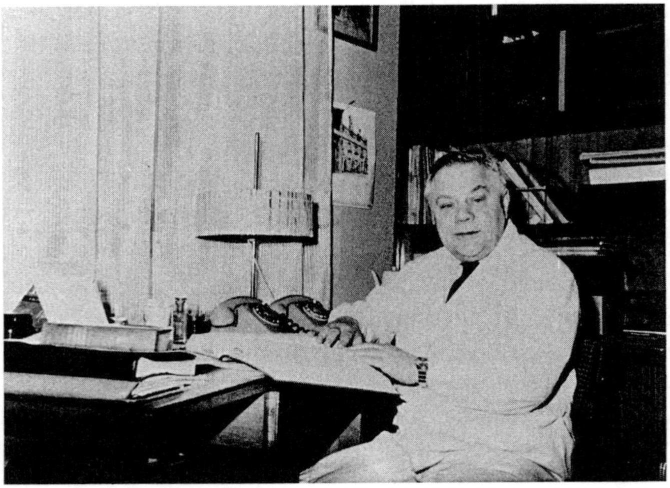

Zwiebel hätte Skorbut verhindern können

Wenn auf den Schiffen der großen Entdecker und Eroberer mehr Zwiebeln als Gewürz verwendet worden wären, dann hätte man vermutlich viele Fälle von Skorbut verhindern können. Doch auf Zwiebeln legte man erst viel später großen Wert. Und dort, wo sie regelmäßig konsumiert wurden, gab es tatsächlich Skorbut nur in geringem Ausmaß.

Die Zwiebel ist für uns heute ein selbstverständliches und alltägliches Küchengewürz. Viele wissen gar nicht, daß sie für die Erhaltung unserer Gesundheit und jugendlichen Spannkraft eine enorme Rolle spielt. Schon im Altertum schätzte und kannte man die zur Familie der Lauchgewächse zählende Zwiebel wegen ihrer stärkenden, infektionsvorbeugenden und harntreibenden Wirkung. Die moderne Medizin bestätigt, daß regelmäßiger Genuß von Zwiebeln – vor allem im rohen Zustand – zu unserem allgemeinen Wohlbefinden beiträgt. Das sollte jeder berücksichtigen, der längere Zeit an Bord unterwegs ist.

Die Assyrer, Babylonier und Ägypter schätzten die Zwiebel bereits als Gewürz und als Medizin. An Bord von griechischen und römischen Schiffen war es in vornehmen Kreisen üblich, daß man zum Wein rohe, geschälte Zwiebeln servierte. Die Römer brachten um Christi Geburt die Zwiebel in den Norden. Und im frühen Mittelalter galt auf den Schiffen des Mittelmeeres das Zwiebelöl als Wundertrank gegen Krankheit und Alter. Noch im Zweiten Weltkrieg ernährten sich sowjetische Matrosen in besonders hartem See-Einsatz vorwiegend von schwarzem Brot und rohen Zwiebeln. Davon verzehrten sie große Mengen. Dazu erklärt der sowjetische Forscher Prof. Gurwitsch nach jahrelangen Untersuchungen: »Die Zwiebel sendet beim Verzehr Strahlen aus, welche die Zellteilung fördern und verjüngend auf unseren Organismus wirken.«

Ein Ärzteteam auf einem finnischen Forschungsschiff hat 14 verschiedene Substanzen in der Zwiebel entdeckt, die den Menschen positiv beeinflussen.
Bei Matrosen, die regelmäßig Zwiebeln konsumierten, konnten folgende medizinische Beobachtungen gemacht werden:

- Weniger Herz-Probleme.
- Positive Auswirkungen auf Magen und Darm.
- Die allgemeinen Abwehrkräfte wurden gestärkt. Bei ständigen Zwiebelessern traten weniger Krebserkrankungen auf.
- Der Bluthochdruck senkte sich, mangelnde Durchblutung hingegen wurde normalisiert.
- Chronische Verstopfung wurde geheilt.
- Blutzucker und Blutfette erlangten wieder normale Werte.
- Die Haut der Männer wirkte jugendlicher.

Und so werden Zwiebeln seit langer Zeit bei Fischern, Hafenarbeitern und bei Matrosen als Hausmittel eingesetzt:

- Zerdrückt und zu einem Brei verrührt, eignen sie sich ideal für einen heilenden Umschlag bei Frostbeulen, Rheumaschmerzen, erfrorenen Gliedern und kleineren Geschwüren.
- Gegen Heiserkeit und gegen leichte Bronchitis hackt man 300 Gramm rohe Zwiebeln und passiert sie durch ein Sieb. Dann gibt man 150 Gramm Zucker dazu, läßt alles drei Stunden stehen und gießt dann einen halben Liter Wein darüber. Jetzt schüttelt man die Flüssigkeit kräftig und nimmt mehrmals täglich einen Eßlöffel davon ein.
- Viele Schiffsärzte haben vor dem Zweiten Weltkrieg zuckerkranken Matrosen große Mengen von Zwiebeln verschrieben. Diese Kur wirkte oft unglaublich.
- Matrosen essen Zwiebeln besonders gern mit Curry, Ingwer oder Muskat.

Ein entscheidender Vorteil der Zwiebel bei der Seefahrt: Sie verliert ihre medizinische Kraft auch dann nicht, wenn sie monatelang lagert. Man muß sie luftig, aber kühl aufhängen. Eventuelle Keime werden abgeschnitten.
Heute weiß man, warum die Zwiebel an Bord so wertvoll ist, und warum sie früher eine so ideale Waffe gegen Skorbut gewesen wäre:

- Sie enthält reichlich Vitamin C, aber auch A und B.
- Sie liefert dem Organismus reichlich Natrium, Kalium, Phosphate, Eisen, Schwefel, Silizium, Essigsäure und viele Fermente, die nur bei der rohen Zwiebel zur Wirkung kommen.

Auf vornehmen Luxusschiffen serviert man nach reichlichem Zwiebelgenuß ein Glas Milch, weil damit Geruch und Ausdünstung eingedämmt werden.

Mit Petersilie gegen gefürchtete Piraten

In der mittelalterlichen Seefahrt gab es einen kuriosen Aberglauben: Man nahm große Sträuße von Petersilie mit an Bord und brachte sie weithin sichtbar an Deck an. Dort ließ man sie zum Trocknen hängen und verwendete das Kraut auch als Gewürz. In erster Linie aber wollte man damit erreichen, daß feindliche Schiffe oder gefürchtete Piraten vernichtet wurden. Man glaubte nämlich, mit der Kraft der Petersilie Todfeinde aus der Welt schaffen zu können. Man mußte dem Strauß Petersilie nur den Auftrag geben, einen bestimmten Feind zu töten. Wenn ein Piratenschiff dann zufällig abdrehte oder ein feindliches Schiff besiegt wurde, dann führte man das auf die Wirkung der Petersilie zurück.
An Land verwendete man Petersilie gegen Hexen und Geister.
Erstmals wurde Petersilie, die früher wild wuchs, von der Schiffsbesatzung eines griechischen Schiffes auf der Insel Sardinien entdeckt. Das Kraut aus der Familie der Doldenblütler, das ein- oder mehrjährig wachsen kann, duftete so stark, daß es die Männer mitnahmen. Zunächst verzehrte man es nicht, sondern flocht damit Kränze. Man nannte es das »heilige Kraut« und setzte diese Kränze den Siegern der Isthmischen Spiele zu Ehren des Gottes Poseidon auf. Später schmückte man Speiseräume damit.
Erst im Jahr 820 nach Christi Geburt wurde Petersilie dann im Garten des Klosters von St. Gallen in der Schweiz als Küchengewürz gezüchtet.

Petersilie – vor allem in getrocknetem Zustand – gehörte fast zu jeder Gewürzsammlung einer Schiffskombüse späterer Jahrzehnte.
In alten Berichten stand u.a.:

- Petersilie unterband Magen- und Darmstörungen. Sie stärkte die Magensäfte.
- Manche Schiffsärzte behandelten erfolgreich Hautkrankheiten mit Petersiliensaft.
- Petersilie reinigte einen kranken Körper schneller von Giften.
- Matrosen mit einer alkoholgefährdeten Leber erholten sich durch reichliches Essen von Petersilie wieder.
- Petersilie unterstützte gesundheitsförderndes Schwitzen bei bestimmten Erkrankungen.
- Matrosen, die nach langer Seefahrt nach Hause zu ihren Frauen oder Bräuten zurückkamen, kauten Tage vorher getrocknete oder frische Petersilie zur Stärkung ihrer Potenz.

Lord Nelson liebte Petersilie. Er ließ sie, wo immer es ging, an Bord bringen und als Proviant trocknen. Er hatte den Eindruck, daß seine Männer nach dem Verzehr von Petersilie mehr leisteten.

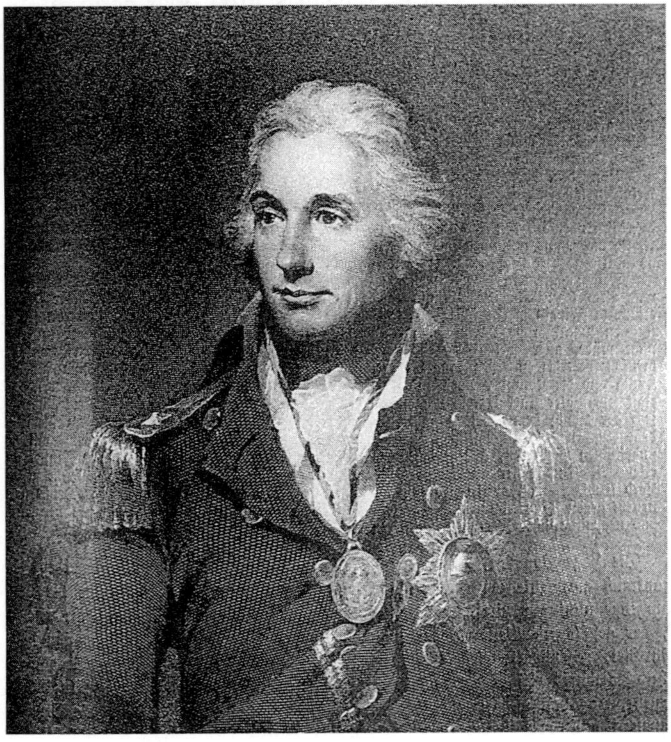

Lord Nelson sagte einmal zu seinem Koch: »Gib meinen Männern viel Petersilie in die Suppe und in die Fleischspeisen. Ich habe den Eindruck, sie leisten dann mehr!«
Heute wissen wir auch, warum Petersilie an Bord so erfolgreich war:
Ein Bund Petersilie enthält mehr Vitamin C als ein halbes Kilo Zitronen, ferner reichlich ätherische Öle und 20 Prozent reinstes, gesundes Pflanzenfett. Außerdem liefert sie unserem Körper viele Mineralien, Schleimstoffe und natürlichen Zucker sowie das Glykosid Apiin.
Wer im Sommer mit seiner Jacht als Selbstversorger auf dem Meer unterwegs ist, der sollte an Bord in Töpfen Petersilie frisch ziehen, um jederzeit davon in Salaten und anderen Speisen essen zu können. Petersilie fördert die Arbeit der Nieren und entwässert stark.

Meerrettich gegen Haarausfall an Bord

In Schiffstagebüchern kann man es oft nachlesen: Matrosen gingen mit dichtem gewelltem Haar an Bord und kehrten nach ein, zwei Jahren kahlköpfig zurück. Sie sahen dann sehr gealtert aus. Damals wußte man nicht, daß diesem Haarausfall ein inneres Leiden vorausging, zumeist eine schwere Vitamin- und Mineralien-Mangelerscheinung.
Doch Schiffsärzte fanden ein vorbeugendes Mittel, das sich dann in der Folge auch im Kampf gegen Skorbut und Mundfäule bestens bewährte: den Meerrettich.
Meerrettich stammt aus Südosteuropa und Westasien, wächst aber heute überall in Europa, wo es feuchten, sandigen oder steinig-luftigen Boden gibt. Er wurde nachweislich mit der Seefahrt in unsere Regionen gebracht. Seit dem 10. Jahrhundert kennt man seinen Namen. Es wird sogar behauptet, die Wurzel heißt deshalb Meerrettich, weil sie als Rettich galt, der »übers Meer hergebracht wurde«.

Schon im Mittelalter war Meerrettich als Gewürz für Speisen, aber auch als Medizin bekannt, vor allem bei den Seeleuten. Schiffsärzte und Schiffsköche setzten Meerrettich gegen folgende Krankheiten ein: Haarausfall, Mundfäule, Fieber, Hüftschmerzen, Lungenerkrankungen.

Gegen Skorbut wurde ein spezieller Meerrettich-Wein gebraut.

Und gegen Fieberanfälle mußte der Matrose kurioserweise den Meerrettich nicht etwa einnehmen, sondern in feinen Scheiben an einem Faden um den Hals tragen.

Heute ist bekannt, warum Meerrettich positive Auswirkungen auf den menschlichen Organismus hat:

- Er enthält die Vitalstoffe Glutamin, Asparagin, Arginin und organischen Schwefel, die unseren Organismus stärken und verjüngen.
- Meerrettich führt uns reichlich lebenswichtiges Kali zu.
- Der Eisengehalt und ein bitteres Harz stärken unsere Abwehrkräfte.
- Meerrettich hat viel Vitamin C in sich.
- Das Senföl Sinigrin hat eine bakterientötende Wirkung und kann als natürliches Antibiotikum bezeichnet werden.

Die Naturheilmedizin setzt heute Meerrettich aus folgenden Gründen relativ häufig ein:

- Er ist harntreibend und hilft dem Organismus, Gifte, Umweltgifte und Schadstoffe schneller abzubauen.
- Er unterstützt die ärztliche Behandlung der Wassersucht.
- Viel Meerrettich im Speiseplan fördert die Leistungen von Leber und Galle, hilft bei Dickdarmleiden, speziell bei Dickdarmentzündungen und behebt Magenschwäche im fortgeschrittenen Alter.
- Katarrhe der Luftwege und vor allem Schnupfen werden schnell auskuriert. Durch den hohen Anteil an Vitamin C und ätherischen Ölen werden Grippe und andere Infektionen erfolgreich bekämpft.

Schon bei früheren Gelagen an Bord reicher Schiffseigner wurde Meerrettich mitserviert, weil damit allzu fette und üppige Speisen leichter verdaut werden konnten.

Auf vielen Schiffen wurden Gicht und Rheuma behandelt. Meerrettich wurde dabei gerieben und mit geriebenen Äpfeln, etwas Zucker und Milch vermischt. Dieser Brei wurde mit Umschlägen auf die schmerzenden Stellen aufgetragen. Das half auch, wenn man den Berichten glauben darf, gegen Frostbeulen.

Auf britischen Handelsschiffen des Mittelalters wurden die Matrosen zur Steigerung ihrer Leistungen mit Meerrettich-Essig versorgt. 100 Gramm Meerrettichwurzeln wurden gerieben und eine Woche lang in einen halben Liter Weinessig oder Apfelessig gelegt. Dann wurde das Ganze durchgeseiht. Die Matrosen tranken jeden zweiten Tag ein Gläschen davon und sollen sich danach besonders fit gefühlt haben.

Columbus heilte Migräne mit Paprika

Paprika als Medizin – das ist altes Wissensgut; wir verdanken es Christoph Columbus und seinen Freunden. Sein Schiffsarzt Dr. Chanca aus Sevilla entdeckte die Paprikapflanze und die Schoten auf der zweiten Reise des großen Entdeckers. Er lieferte auch die erste Beschreibung. Damals sprach man noch vom »Spanischen Pfeffer«. Bei dem Humanisten Petrus Martyr kann man nachlesen, daß Columbus diesen »Pfeffer« nach Spanien brachte und daß er bedeutend schärfer war als der kaukasische. In den ersten Jahrzehnten nach Columbus wurde Paprika nur in geringem Umfang verwendet.

Allerdings soll Columbus selbst die Paprikaschoten unterwegs in getrocknetem Zustand verzehrt und seinen Freunden zu den Mahlzeiten angeboten haben. Und da – so berichtet Dr. Chanca – ereignete sich etwas Überraschendes, das man zuerst gar nicht den neuem »Pfeffer« zuordnete:

- Einige Männer, die unter starken Kopfschmerzen und Migräne litten, fühlten sich plötzlich schmerzfrei,
- Columbus, der nach üppigen Mahlzeiten oft ein Drücken in der Brust und eine Belastung des Herzens spürte, fühlte sich freier und leichter.

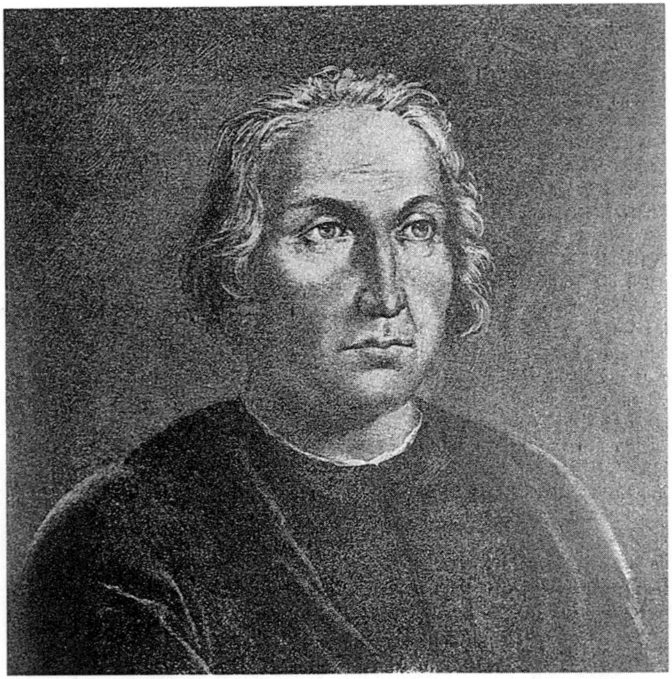

Columbus brachte die ersten Paprikaschoten von seiner Entdeckungsreise mit und reichte sie in getrocknetem Zustand seinen Männern. Er stellte dabei Heilerfolge bei verschiedenen Krankheiten fest.

Die moderne Naturheilkunde bestätigt diese Wirkung von getrocknetem, geriebenem Paprika, der mit der Speise konsumiert wird, folgendermaßen:
Wenn Nahrung zerkaut, im Magen und im Darm zerlegt und aufbereitet wird, damit Vitalstoffe in den Organismus gelangen, braucht der Körper Kraft. Diese Kraft holt er sich aus dem Blut, das Vitamine, Zucker, Nährsalze und Sauerstoff anliefert. Wenn der Magen neue Nahrung bekommen hat, wird mehr Blut angefordert – und zwar vom Herzen. Es muß jetzt mit größerer Kraft arbeiten und mit jedem Herzschlag mehr Blut pumpen. Für das Herz sind Essen und Trinken also eine Mehrbelastung, bei der es – medizinisch erklärt – einen Anstieg des sogenannten Herzschlagvolumens gibt. Tempo und Rhythmus der Herzarbeit verändern sich dabei kaum. Wenn man jetzt mit Paprika würzt, dann wirkt der Wirkstoff Capsaicin aus dem Paprika; und die Herzleistung wird vergrößert.
Das erklärt auch, warum sich Columbus nach dem Genuß von getrocknetem und geriebenem Paprika besser fühlte als sonst. Es ist heute allgemein bekannt, daß es nach üppigen Mahlzeiten oft zu Herzinfarkten kommt, besonders dann, wenn es nach ausgiebigem Essen noch Ärger gibt. Es bildet sich ein Blutgerinsel, das in den Blutstrom und in die lebenswichtigen Herzkranzgefäße gelangt. Dadurch wird ein Teil des Herzmuskels von der Blutzufuhr abgeschnitten. So etwas passiert nach üppigem Essen besonders leicht. Nimmt man aber Paprika zu sich, dann werden jene gefährlichen Blutplättchen, die solch ein Gerinsel bilden können, aufgelöst und vermindert. Paprika greift somit wie ein medizinisches Präparat in unseren Organismus ein.
Im Jahr 1593 wurde Paprika erstmals in einem bischöflichen Garten angepflanzt. Danach wurde er in den Küchengärten der Frauen Mode, aber auch von vielen Geistlichen als

An Bord der Caravelle *Santa Maria* wurde auf Anordnung von Columbus zum ersten Mal getrockneter und geriebener Paprika als Gewürz verwendet. Columbus berichtet, daß er sich nach Verwendung dieses Gewürzes nach dem Essen besser fühlte.

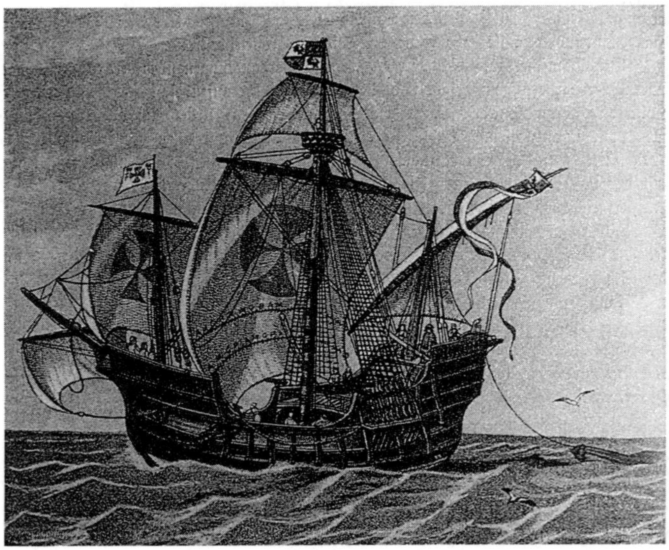

Medizin genommen. Man erzählte sich damals, daß Paprika gegen Verdauungsstörungen, Migräne, Wechselfieber und Schwächezustände hilft.
Allerdings – in der Schiffahrt war Columbus auf diesem Gebiet anscheinend kein Vorbild. Paprika wurde an Bord eher selten eingesetzt. Er wird jedenfalls nicht oft in Seefahrtberichten erwähnt.
Gegen Skorbut wäre frischer Paprika seinerzeit ebenfalls sehr wichtig gewesen, denn er verfügt über einen hohen Gehalt an Vitamin C. Eine Paprikaschote enthält siebenmal mehr Vitamin C als eine Zitrone.

Rosmarin gegen Gespenster an Bord

Seit der antiken Schiffahrt ist Rosmarin ein fester Bestandteil in den Gewürzregalen vieler Kombüsen. Daran hat sich bis heute nichts geändert. Rosmarin – ein immergrüner Halbstrauch aus der Familie der Lippenblütler – war bei den Matrosen der mittelalterlichen Seefahrt besonders beliebt als Zugabe zu Schweinefleisch, Rindfleisch und Suppen. Immer schon aber wußten gesundheitsorientierte Köche und Schiffsärzte, daß Rosmarin auch medizinischen Nutzen hatte. Als Regel galt: Am wertvollsten wirkt Rosmarin, wenn er während oder kurz nach der Blüte aus den getrockneten Laubblättern hergestellt wird, die Blätter sollten im Schatten langsam naturgetrocknet sein und niemals einer höheren Temperatur als 35 Grad Celsius ausgesetzt werden, weil sonst die besten ätherischen Öle ihre Wirkung verlieren.
In der Antike schätzte man Rosmarin als heiliges, geheimnisvolles Kraut. Seeleute holten es von den Hängen des Libanon. Zu einer Reisebeschreibung von Graf Johann zu Solms im Jahr 1483 heißt es, daß es dort weithin nach Rosmarin duftete.
Griechische Seeleute flochten Kränze aus Rosmarin und warfen sie ins Meer oder zierten ihre Unterkünfte damit.

Der Göttin Aphrodite war bei den Römern der Antike das Gewürz Rosmarin geweiht. An Bord von Schiffen wollte man mit diesem getrockneten Kraut Geister, Gespenster und Krankheiten vertreiben.

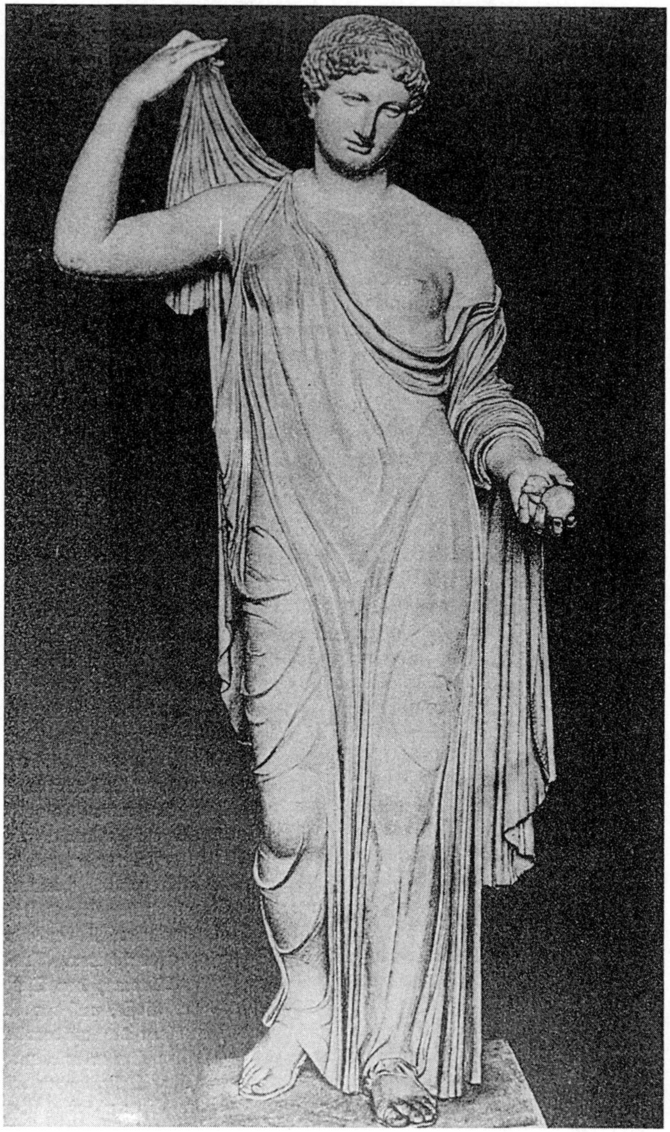

Sie waren der Meinung, daß sich die Götter ganz besonders über Rosmarin freuen und besseren Schutz auf dem Wasser geben würden. Die Römer weihten Rosmarin der Göttin Aphrodite. Man wollte damit Gutes erreichen und auf hoher See Geister und Gespenster an Bord vertreiben. Wenn einer der Matrosen starb, aßen alle beim Totenmahl besonders viel Rosmarin, in der Hoffnung, daß es dadurch nicht gleich wieder zu einem Todesfall kommen würde.

In alten Kräuterbüchern wird Rosmarin nur ganz am Rande als Gewürz erwähnt, vielmehr wird die medizinische Bedeutung hervorgehoben. Man nahm es als »Wunderkraut« an Bord. Im Jahr 1532 schrieb Otto Brunfels in seinem Kräuterbuch, das vielfach auch an Bord verwendet wurde: »Rosmarin ist ein ideales Mittel gegen Gedächtnisschwund, gegen allgemeine Schwäche, Geschwüre, Fettsucht, Magenleiden, Gelbsucht und innere Vergiftungen.«

Im Jahr 1731 wird es von Tabernaemontanus als wirksames Mittel gegen den gefürchteten Schlaganfall bezeichnet.

Schiffsköche und Schiffsärzte machten mit Rosmarin im 16. und 17. Jahrhundert folgende Erfahrungen:

- Chronische Magenstörungen wurden gelindert.
- Rheumatische Schmerzen besserten sich.
- Trotz harter Arbeit fühlten sich viele Matrosen kräftiger.
- Sie wirkten jünger und waren nicht so aufbrausend.
- Besonders starrköpfige Matrosen wurden ruhiger.
- Kopfschmerzen ließen nach.
- Kranke Kopfhaut wurde gesund und mattes Haar erhielt wieder Glanz.
- Leichte Lähmungen wurden mit Rosmarin-Wasser behandelt.

Gegen rheumatische Beschwerden braute der Schiffskoch meist einen Rosmarin-Wein, mit dem die schmerzenden Körperstellen eingerieben werden mußten. Zu diesem Zweck wurden zwei Kilo trockene Rosmarinblätter in vier Liter Weißwein leicht erhitzt, sie mußten dann 15 Minuten ziehen. Der Wein wurde in lauwarmem Zustand angewendet.

Auf vornehmen Passagierschiffen, auf denen es in späteren Zeiten den Luxus einer Bademöglichkeit im Bottich gab, badeten der Kapitän, aber auch Reisende in Wasser, das mit Rosmarin-Tee vermischt worden war.

Nach Raufereien an Bord gab es Majoran

Aus Berichten über die Seereisen Magellans erfährt man, daß nach wilden Raufereien an Bord die Beteiligten vom Schiffskoch mit Majoran betreut wurden. Die einen schlürften erschöpft Majoran-Tee, die anderen wurden damit eingerieben. Diese »Majoran-Kur« hatte folgenden Effekt:

- »Blaue Flecken« verschwanden schneller.
- Beulen gingen zurück.
- Leichte Augenverletzungen waren schnell behoben.
- Schmerzende Glieder wurden wieder beweglicher.
- Verrenkungen wurden schneller geheilt.
- Die Matrosen bekamen wieder einen klaren, ruhigen Kopf.

So kann man sich vorstellen, daß Majoran aus der Schiffskombüse einfach nicht wegzudenken war. Er war ein medizinisches Schiffsgewürz par excellence.

Majoran wurde bereits im alten Ägypten gepflanzt und verwendet. Auch die Griechen und Römer in der Antike lobten das Gewürz als Heilmittel. Mit den Kreuzzügen wurden die Europäer damit vertraut. Damals hieß ein alter Seemannsspruch: »Majoran stärkt alle Glieder des Leibes!«

Auf Schiffen des Mittelalters gab der Koch Majoran in Gemüse- und Fleischspeisen. Vor allem aber gab er Matrosen Majoran in die Hand, wenn diese Schnupfen hatten. Sie mußten die getrockneten Majoranblätter mit den Fingern verreiben und das Pulver in die Nasenlöcher schieben. Danach niesten sie oft, bekamen eine klare Nase und einen klaren Kopf!

Auch heute noch kurieren Seeleute mit dieser Prozedur rasch und natürlich Erkältungskrankheiten, denn Majoran stärkt den Organismus.

Im vorigen Jahrhundert war in jeder guten Schiffsapotheke die berühmte Majoranbutter zu finden, die an Bord vom Koch selbst hergestellt wurde. Heute kann man Majoranbutter in Drogerien und Apotheken fertig kaufen. Es handelt sich um eine dunkelgrüne, aromatische Arznei, mit der man die Nasenlöcher einreibt. Das Majoranöl – vermischt mit natürlichen Gerb- und Schleimstoffen – hat eine hervorragende Tiefenwirkung. Dazu kommt noch die unterstützende Wirkung des reichen Vitamin-C-Gehaltes.

Mancher Kapitän betrieb an Bord seines Segelschiffes einen regelrechten »Majoran-Kult«:

- Bei Halsentzündungen, hohem Fieber, Kopfschmerzen, Rheumaanfällen und Zahnschmerzen wurde mit Majorangewürz eine Tasse Tee zubereitet, ein Baumwolltuch auf die schmerzenden Stellen aufgelegt.
- Bei Rückenschmerzen, Verstauchungen, Muskelkater, Quetschungen und Rheumaschmerzen legte man häufig einen Majoran-Brei auf, der folgendermaßen zubereitet wurde: Zu gleichen Teilen nahm man Majoran und Leinsamen, vermischte die Teile und goß das Ganze mit einem halben Liter kochendem Wasser auf. Der Brei wurde dann auf ein Wolltuch gestrichen und – noch heiß – direkt auf die schmerzende Körperstelle gedrückt.

Sir Francis Drake schrieb einmal in sein Tagebuch: »Wenn meine Männer viel Majoran in den Speisen haben, dann haben sie bei schlechtem Seegang, Nebel und Wind weniger Atembeschwerden.«

Auch heute noch schwören viele Seemänner und Jachtbesitzer auf die positive Wirkung des Majoran und genießen viele Gerichte mit diesem köstlichen Gewürz.

Ernährungswissenschaftler und Naturheilmediziner bestätigen die überlieferten Meinungen über Majoran; sie stellen nach jüngsten Untersuchungen und Beobachtungen u.a. fest:

- Der regelmäßige Genuß von Majoran hält das Blut flüssiger und kräftigt damit den Kreislauf.
- Majoran läßt Altersflecken und dunkle Augenringe verschwinden.

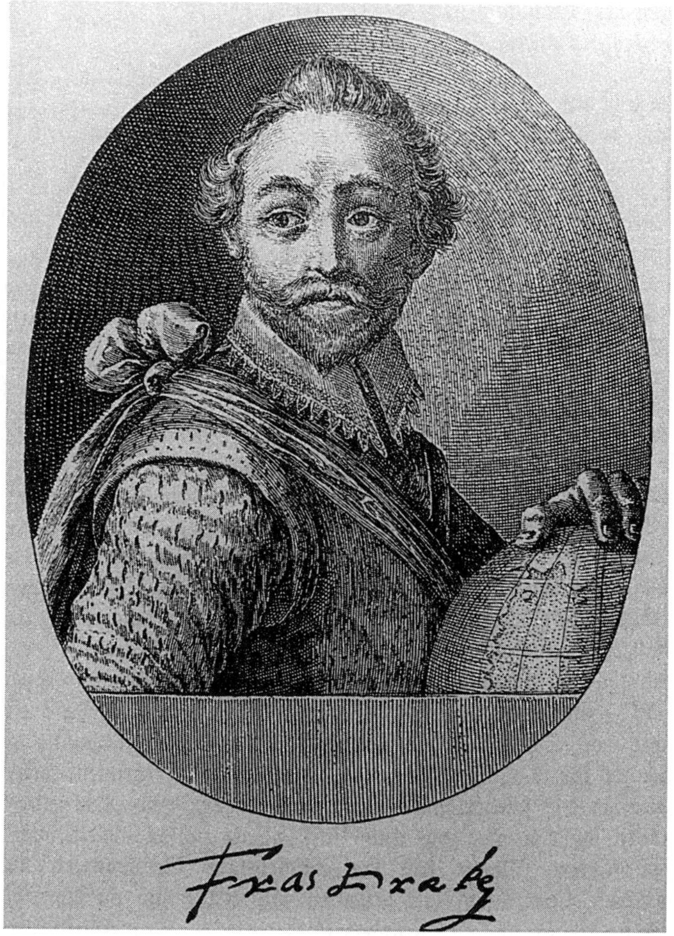

Sir Francis Drake:
Von seinen 2300 Matrosen starben 600 an Vitaminmangel an Bord.

- Er fördert die Leistung der Milz.
- Schlaganfall-Folgen werden schneller geheilt.
- Majoran fördert den Harnfluß und damit die Entschlackung.
- Herz und Magen werden gestärkt.
- Die Verdauung wird gefördert.
- Konzentration, Erinnerungsvermögen und geistige Aktivität bleiben länger erhalten.
- Bronchialkatarrh, Stirnhöhlenentzündungen und Störungen der Atemwege heilen besser aus.

Mit Basilikum im Strumpf zur Hafenbraut

Noch im 18. Jahrhundert war es auf deutschen und italienischen Schiffen üblich, daß Matrosen, die Landurlaub hatten und zu ihrer Hafenbraut gingen, getrocknete Basilikumblätter im rechten Strumpf trugen; sie kauften es aus Restbeständen der Schiffskombüse oder der Schiffsapotheke. Dieser alte Brauch geht auf die Schiffahrt in der Römerzeit zurück. Damals schon galt Basilikum als wirksames Kraut im Kampf gegen Haß und Feinschaft; es war das Symbol für Zuneigung und Liebe. Wenn also ein Matrose Basilikum-Gewürz in seinen Strumpf füllte, dann war er davon überzeugt, daß seine Braut ihn besonders liebevoll und geneigt aufnehmen würde.

Das war aber nicht der einzige Grund, fast immer Basilikum an Bord zu haben. Wie schon gesagt: Bereits die Römer kannten das Gewürz, verwendeten es für Fleischspeisen und Suppen. In Indien galt Basilikum seit jeher als heilig und war Wischnu geweiht.

In alten Schiffsmedizin-Büchern, aber auch in Aufzeichnungen von Ärzten an Land wird immer wieder angegeben, daß Basilikum ein wunderbares Heilmittel bei Leistenbrüchen, Augenschmerzen, Würmern, Schnupfen und Warzen ist.

Wenn Matrosen auf langen Fahrten Heimweh hatten und zeitweise traurig und niedergeschlagen waren, dann ließ manch kluger Kapitän Basilikum-Tee servieren und befahl dem Koch, besonders viel Basilikum in die Speisen zu geben. Man war damals davon überzeugt, daß Basilikum die Traurigkeit vertreiben und zuversichtlich machen kann. Bei den Indern besagt ein Sprichwort: »Basilikum macht jung im Geist und jung im Körper!«

Die moderne Kräuterlehre bestätigt das in gewisser Weise. An Bord wurde Basilikum viele Jahrzehnte lang vor allem dann in der Küche verwendet, wenn die Mannschaft erkältet war und Schnupfen und Katarrhe übertragen wurden. Auf manchen Schiffen führte der Koch trockenen Basilikum mit, auf anderen zog er frischen Basilikum in Töpfen, um es den Suppen und Fleischgerichten beizugeben.

Basilikum ist eine einjährige Pflanze aus der Familie der Lippenblütler, die von Südasien aus ganz Europa erobert hat. Heute wird der würzige Geschmack in Pilz- und Nudelgerichten, in Salaten und Suppen besonders geschätzt.

Die medizinische Wirkung des Basilikum ist auf Gerbstoffe und ätherische Öle zurückzuführen; die Pflanze ist aber nur dann ein Heilmittel, wenn man sie kurz vor der Blütezeit erntet und trocknet.

Auch auf großen Luxusschiffen ist heutzutage Basilikum vertreten. Allerdings als Speisengewürz und nicht als Medikament. Man würzt damit vorwiegend nach der südeuropäischen Küche Hammelfleisch, Schweinefleisch, Tomatenspeisen, Aufläufe und Fischgerichte.

Die gesundheitliche Wirkung der Pflanze ist auch heute noch nachweisbar:

- Geriatrie-Forscher haben herausgefunden, daß man länger vital bleibt, wenn man reichlich Basilikum in die Speisen gibt.
- Basilikum fördert die reinigende und entschlackende Arbeit der Nieren.
- Das Sehvermögen wird bis ins hohe Alter gebessert.
- Gezielt als Tee eingesetzt hilft Basilikum gegen Verstopfung, Blähungen, Magenkatarrh und Husten.

Jachtbesitzer, die im Sommer wochenlang auf See unterwegs sind, verwenden Basilikum gern in der Kombüse. Es ist ein beliebtes Seefahrer-Gewürz, viele aber wissen wohl gar nichts vom vielfältigen medizinischen Nutzen.

Salbei gegen die Pest auf dem Schiff

Als zur Zeit der Kreuzzüge die Pest auch die Schiffahrt im Mittelmeer bedrohte, da achtete jeder Kapitän darauf, daß genügend getrocknete Salbeiblätter in den Vorratstruhen an Bord waren. Denn Salbei galt damals als wirkungsvolles Mittel gegen diese gefürchtete Seuche.
Salbei wurde aber auch ganz allgemein als wahres »Wundermittel« gehandelt. Schiffe reisten eigens nach Mazedonien, um sich dort mit dem angeblich besten Salbei der Welt einzudecken. Ein alter Seefahrerspruch im Mittelalter lautete: »Warum soll ein Matrose sterben, wenn er Salbei an Bord hat?«
In der berühmten Arzneischule von Salerno pries man schon die außergewöhnlichen Heilkräfte des Salbei. Und im Jahr 1880 hieß es in einem französischen Buch für Schiffsmedizin: »Salbei ist eine Beschützerin unserer Gesundheit, eine Helferin in vielen Nöten und oft auch eine Retterin vor einem zu frühen Tod!«

Interessant ist, daß Matrosen Salbeiblätter auch als eine Art Liebeszauber verwendeten und fest daran glaubten. Sie trugen oft ein speziell präpariertes Salbeiblatt in einem kleinen Holzkästchen bei sich. Dieses Blatt hatte drei Löcher, durch die der Matrose ein Haar seiner Frau, Braut oder Geliebten zog. Er meinte dann, daß sie ihm treu war. Ein anderer Aberglaube besagte, der Matrose müsse vor seiner Abreise ein Blatt unter die Türschwelle stecken. Auch dieser Brauch wurde oft gepflegt.
Der berühmte Kräuterkundige Tabernaemontanus nannte Salbei ein wichtiges Küchenkraut mit medizinischer Wirkung. Er selbst verordnete Salbei als empfängnisförderndes Medikament. Zur Unterstützung seiner Theorie gibt es den Bericht eines Kapitäns von der Insel Copto. Darin heißt es: »Nachdem auf dieser ägyptischen Insel der größte Teil der Menschen an der Pestilenz gestorben war, da haben die Weiber eifrig Salbeisaft getrunken, davon sie sehr fruchtbar wurden und wieder viele Kinder geboren haben . . .!«
Auf vielen Segelschiffen des 14. und 15. Jahrhunderts ist mit Salbei ein regelrechter Liebeszauber betrieben worden.

Die mittelalterliche Darstellung zeigt Kreuzfahrer zur See. Am meisten führten die Männer als Heilmittel getrocknete Salbei-Blätter mit sich.

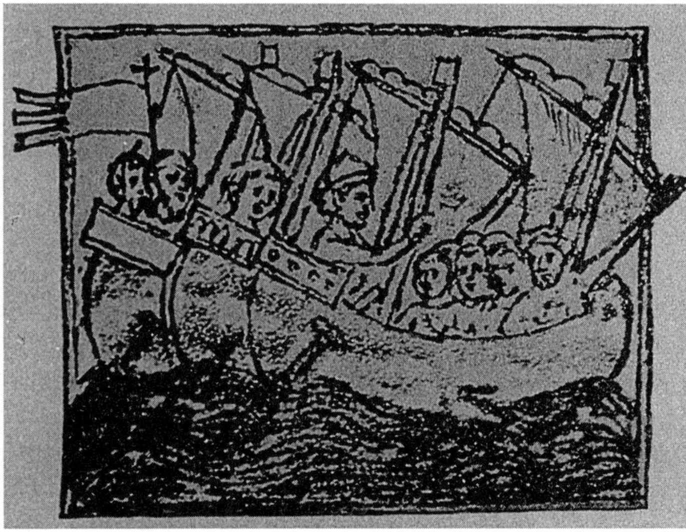

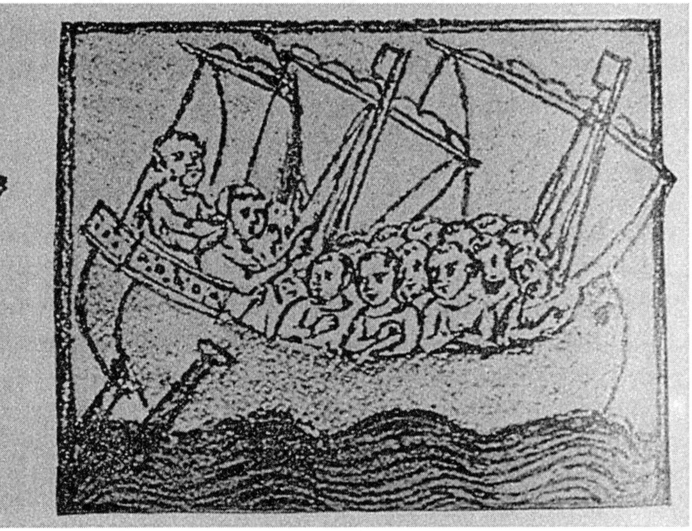

Matrosen tranken Salbeitee und kauten Salbeiblätter, ehe sie an Land gingen, um sich eine Braut zu suchen oder sich in einem Hafenlokal zu amüsieren. Und der Koch streute in der Kombüse fleißig Salbei als Gewürz ins Essen. Viele Naturheilexperten bestätigen heute noch, daß Salbei aktiver in der Liebe macht. Sie raten Paaren, die Probleme in der Liebe haben, häufiges Würzen mit Salbei bei Fleischspeisen und Saucen.
Unter Seeleuten hieß es noch bis ins vorige Jahrhundert hinein: Salbei hilft gegen Verstopfung, Blutungen, Cholera, Atembeschwerden, Haarausfall, Schlangenbisse, Hautjucken, Krätze, Gicht, Fallsucht, Halsentzündungen, Leberkrankheiten, Lähmungen, Tobsuch und zur Blutstillung.

Die Matrosen färbten sich auch mit Salbeiwasser ihre Haare schwarz ehe sie an Land gingen.
Heute ist Salbeitee nahezu in jedem Haushalt nicht als Gewürz, aber als Tee gegen Halsentzündungen bekannt. Auch moderne Ärzte verordnen Salbeitee. Die Blätter sind – gerieben und aufgekocht – in der Medizin anerkannt als Gurgelmittel bei Hals-, Mund- und Rachenentzündungen, bei Schluckbeschwerden und Zahnfleischbluten.
Ein Rezept gegen Heiserkeit kannten schon die Seeleute auf den Segelschiffen: 25 Gramm Salbeiblätter werden in einem halben Liter Milch aufgekocht; diese Milch wird mit Honig gesüßt und in kleinen Schlucken getrunken.
Auch heute ist nachweisbar, daß Salbei als Gewürz in Speisen wie Fleisch, Fisch und Saucen gegen Gicht, Atemnot und Leberbeschwerden hilft.
Die medizinische Wirkung der Pflanze ist darauf zurückzuführen, daß die würzigen Blätter reichlich Kampfer, Thujon, Sesquiterpene, Cineol und Borneol enthalten. Diese ätherischen Öle machen die Gewürzpflanze zu einem wertvollen Naturprodukt.
Wer gern in Hafenrestaurants ißt, der weiß, daß Fischgerichte ganz besonders munden, wenn sie mit Salbei gewürzt sind. Und er weiß auch, daß er mit salbeigewürzten Gerichten etwas für seine Gesundheit tut.

Fünf Senfkörner bei Zahnschmerzen

In den Aufzeichnungen eines ostindischen Schnellseglers zur Zeit von Sir Francis Drake findet sich der Bericht eines Kapitäns über einige Fälle von Zahnschmerzen unter den Matrosen. Darin heißt es: » . . . bewährte sich die Gewohnheit, fünf Senfkörner in den Mund zu nehmen und langsam zu zerkauen, worauf die Schmerzen in den Zähnen rasch wieder schwanden . . .«
Das war nur eine von wenigen gezielten medizinischen Verwendungen des Senfs an Bord.
Der Weiße Senf ist ein zur Familie der Kreuzblütler zählendes einjähriges Kraut, eine uralte Kulturpflanze, die schon den Griechen und Römern bekannt war. Das erste Rezept, nach dem man aus Senfkörnern wohlschmeckenden Senf machte, stammt aus dem Jahr 100 nach Christi Geburt. Von da an war Senf in allen Küchen im Mittelmeerraum zu Hause. Er wurde selbstverständlich auch in den Schiffs-Kombüsen verwendet. Man war sich damals schon der heilenden Eigenschaften des Senfs bewußt. Palladius berichtet im Jahr 400 nach Christi Geburt von einer Medizin, die wie folgt abgemischt wurde und den ganzen Körper auf Seefahrten stärken sollte: zerstoßene Senfsamen, Honig, Olivenöl und Essig. Kaiser Diokletian erließ

Kaiser Diokletian – die Münze auf der Darstellung trägt sein Bildnis – erließ ein eigenes Edikt, in dem Senf als Heilmittel besonders gepriesen und für Seefahrten angeraten wurde.

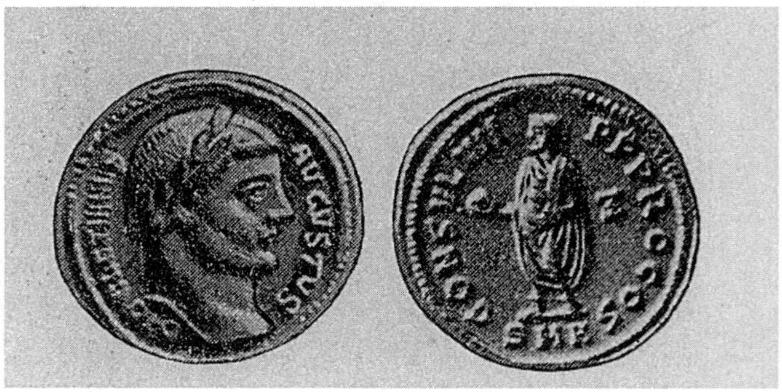

ein eigenes Edikt, demzufolge Senf als besonders gesund propagiert und angewandt werden sollte. Dieses Edikt galt auch für Seeleute.
Beeindruckt von den Erfolgsberichten nach der Behandlung mit Senf ordnete später Kaiser Karl der Große in seinen Capitulare de villis den Senfanbau an. Papst Johannes XXII. hatte im 14. Jahrhundert einen eigenen Senfhersteller. Damals setzte man als Heilmittel bereits Senfkörner, Senföl oder Senfpulver ein. Es gab im 15. Jahrhundert auf Mittelmeerschiffen bereits Senfpflaster und Senfumschläge, meist gegen Gelenkbeschwerden.
Schon damals war bekannt:

- Senf verleiht dem Körper zusätzliche Kräfte.
- Er unterstützt die Arbeit des Herzens und bewahrt vor Herzschwäche. Alte Matrosen verzehrten seinerzeit täglich Senf pur mit dem Löffel oder aufs Brot gestrichen, um ihr Herz jung und gesund zu erhalten.
- Viele alternde Matrosen hatten Angst vor einem Schlaganfall, der für sie das Ende der Seefahrt bedeutet hätte. Ein bewährtes Rezept dagegen hieß: Jeden Morgen auf nüchternen Magen langsam zwei Senfkörner zerkauen.
- Gegen Grauwerden rieb man sich Senföl auf die Kopfhaut.
- Senfmehl mit Honig vermischt nahm man gegen Heiserkeit.

Heute bestätigen Mediziner, die sich mit Naturkost befassen:

- Senf regt die Gehirntätigkeit an und steigert die Konzentrationsfähigkeit.
- Senf kann vorbeugend gegen einen Schlaganfall wirken.
- Senf lindert Verdauungsstörungen und Blähungen.
- Senfspiritus ist ein wirkungsvolles Einreibemittel; Senfbäder beleben. Überdies wirkt Senf hautreinigend und blutreinigend, wenn man die Senfkörner unzerkaut schluckt.

Es gibt heute auch Erklärungen für die Wirkung des Senfs im menschlichen Organismus, die man früher nicht wußte: Senf enthält ein ätherisches Öl mit dem Wirkstoff Glykosid Sinalbin. Es schmeckt sehr mild, zersetzt sich erst unter dem Einfluß des Senfenzyms Myrosin und nach dem Kontakt mit Wasser in das scharfe Sinalbin-Senföl. Dieses Öl löst eine eigenartige Wirkung aus: Sobald das Senf-Gewürz mit der Nahrungsaufnahme in den Körper kommt, wird weniger Blut in Umlauf gebracht. Herz und Kreislauf werden entlastet.
Darum ist es auf jeden Fall ratsam, als Reiseproviant auf der Jacht auch heute reichlich Senf mitzunehmen.

Nervöse Schiffsjungen bekamen Johanniskraut

Johanniskraut wächst vielfach wild an Zäunen und Wegrändern. Es wird vor allem in den Balkanländern als Gewürz sehr geschätzt. Man würzt heutzutage vorwiegend Gänsebraten, Entenbraten, Wildschwein, Salate und Saucen damit. Als Gewürz verwendet man vorwiegend die Rispen mit den noch geschlossenen Blütenknospen.
Im Mittelalter kannte man das Johanniskraut auch als Heilmittel gegen Gicht, Steinleiden, Nervosität und Rheuma. Es war von allem Anfang an ein Kraut, das vor allem gegen Frauenleiden eingesetzt wurde. Nun wird man sich fragen, wieso es an Bord seine Berechtigung hatte. Das ist recht kurios. Schiffsköche, die auch für die Gesundheit an Bord verantwortlich waren, hatten immer einen kleinen Vorrat an Johanniskraut für die Jüngsten dabei, für die Schiffsjungen. Wenn die von Heimweh geplagt wurden, oft tagelang vor sich hinweinten oder verzweifelt waren, weil sie von den alten Matrosen zum Narren gehalten und gemein behandelt wurden, da gab's dann Johanniskraut-Tee zur Beruhigung.
Bekannt war das Kraut schon bei den Griechen, sie wanden Johanniskraut ihren Götterstatuen um die Köpfe.
Das Johanniskrautöl, das man heute in der Apotheke kaufen kann, wurde von Schiffsapothekern in früherer Zeit eigenhändig hergestellt. Johanniskrautblüten – offene und halboffene – wurden zerdrückt und in einem Glas mit Oliven- oder Rapsöl angesetzt. Das Ganze mußte bis zu

zehn Tagen in der Sonne stehen. Dann wurde das Öl in Flaschen abgeseiht.
Johanniskrautöl ist auch heute noch ein gutes Mittel bei Verbrennungen, Verbrühungen, Verletzungen und Insektenstichen.
Was man damals schon wußte, ist in der heutigen Medizin allgemein bekannt: Johanniskraut wirkt besonders bei jungen Menschen und bei Frauen.

- Es kann depressive Stimmungen lösen.
- Es beeinflußt positiv das Nervensystem.

Das Geheimnis dieser Pflanze liegt in einer Vielzahl heilender Substanzen, die während des Wachsens aus der Erde und aus der Luft aufgenommen werden: Alkaloide, Vitamine, ätherische Öle, Kohlenhydrate, Glykoside, Saponine, Gerbstoffe, Enzyme, Phytozide, organische Säuren, Mineralstoffe, Harze, Fette, Bitterstoffe, Cholin und Milchsäfte.
Auch heute noch kann Johanniskrautsaft an Bord zu einem wichtigen Reisebegleiter werden. Ein Eßlöffel Saft in einem Achtelliter Mineralwasser verrührt, bekämpft wirkungsvoll seelische Beschwerden und Ängste, die oft nach überstandener Seekrankheit auftreten.

Bei Sturmwarnung gab es viel Fenchel

Wenn auf den großen Segelschiffen Sturmwarnung gegeben wurde, war die Arbeit an Deck besonders anstrengend. Umsichtige Kapitäne ließen sofort Fencheltee brauen und ordneten an, auch viel Fenchel in die Speisen zu geben. Dadurch kam es bei Sturm unter den Matrosen zu weniger Atembeschwerden und Schwindelanfällen.
Schon im alten Ägypten kannte man Fenchel und seine heilende und beruhigende Wirkung. Im Mittelalter setzten die Matrosen Fenchel gegen Schlangenbisse, Ohrwürmer, Wassersucht, Husten, Magenbeschwerden und Augenbeschwerden ein.
Heute weiß man, daß die Wirkung des Fenchels vor allem auf die Stoffe Anethol und Fenchon sowie auf Stärke und Naturzucker zurückzuführen ist.
Wer also gern Fisch ißt, sollte zum Würzen unbedingt Fenchel verwenden und daran denken, daß in früheren Zeiten damit an Bord viele Leiden bekämpft und kuriert wurden.
Nach einem aufregenden Tag an Bord ist auch heute noch eine Tasse Fencheltee – schluckweise genossen – sehr beruhigend.

Bockshornkleesamen als Kraftnahrung für Matrosen

Wenn ein Kapitän im 16. und 17. Jahrhundert aus seinen Männern während einer anstrengenden Fahrt besonders viel herausholen und wenn er ihre Kraft bis zum Äußersten nützen wollte, dann ließ er vom Koch in verschiedene Speisen Bockshornkleesamen »einschmuggeln«. Denn man wußte damals allgemein, daß Bockshornkleesamen stark und mutig, kräftiger und gesünder macht.
Wir kennen den Bockshornkleesamen hauptsächlich als Hausmittel gegen Halsschmerzen. Zu diesem Zweck wird er zu einem Brei erhitzt, über Nacht auf den Hals aufgelegt und mit einem Tuch angepreßt.
Bockshornklee ist ein einjähriges Gewürzkraut aus der Familie der Schmetterlingsblütler. Die Pflanze wird einen halben Meter hoch, verfügt über luzerneartige Blätter und hat weiß-gelbliche, mitunter auch hellviolette Blüten. Die Samen in den schmalen und leicht gekrümmten Hülsen sind bis zu fünf Millimeter lang, flach und von hellbrauner Farbe. Sie riechen sehr aromatisch. Ihr Geschmack ist bitter und mehlig. Bockshornklee stammt aus Asien, wird heute in großem Umfang in China, Vorderindien und Äthiopien gebaut und wächst im gesamten Mittelmeer-

gebiet. Karl der Große schwor auf die Heilkraft des Bockshornklees und ließ verbreiten, daß er Kraft gibt und verjüngt.

In der ägyptischen Frühzeit wurden die Menschen bereits bei Fieber mit Bockhornkleesamen behandelt. In medizinischen Berichten des Mittelalters heißt es, daß sich jeder Kapitän mit dem Bockhornkleesamen Kraft an Bord holen konnte.

Allgemein setzte man auf Schiffen den Bockshornkleesamen jahrhundertelang gegen Husten, Bronchitis, Halsentzündungen, Eiterbeulen, Anschwellungen und Kräfteverlust ein.

Wenn eine Schiffsmannschaft total erschöpft war, dann bereitete manch geschickter Koch sogenannte Krafttörtchen zu:

Bockshornkleesamenpulver wurde mit Mehl, Galgant, Pfeffer, Pfefferkraut vermischt und zu kleinen Torten geformt, die in der Sonne trocknen mußten und gleich so gegessen wurden.

Für Auflagen und Umschläge wurde der Bockshornkleesamen mit heißem Wasser zu einem Brei verrührt. Dieser Brei mußte dann ganz heiß aufgetragen werden. Oder man füllte ihn in Leinensäckchen und legte sie auf die schmerzenden Körperstellen auf.

Und das ist die moderne medizinische Erklärung für die vielfachen Wirkungen des Bockshornkleesamens:

Er enthält wertvolle Schleimanteile, mineralstoffhaltige und vitaminreiche Öle, Bitterstoffe, ätherische Öle und Saponine. Dieser Inhaltsstoffe wegen wird Bockshornkleesamen ja auch in der internationalen Pharmaindustrie für Hustensäfte, Entschlackungsmittel und Entgiftungsmittel verwertet.

In jeder Schiffsapotheke sollte Bockshornkleesamen bereitliegen.

Welches Gewürz gegen welches Bord-Leiden?

Folgende Gewürze werden noch in vielen Schiffsbüchern als Heilmittel und für die Zubereitung von Speisen und Tees erwähnt:

- Pfefferminze und Anis gegen heftiges Aufstoßen.
- Melisse zur Beruhigung der Gemüter.
- Kümmel gegen Blähungen.
- Lavendel und Pfefferminze bei allgemein nervöser Stimmung.
- Thymian, Anis und Fenchel gegen Bronchialkatarrh.
- Bei Durchfall Mischungen von Salbei, Anis, Fenchel und Knoblauch.
- Bei starker Kälte Wermut, Sellerie und Thymian.
- Bei Gallenbeschwerden als Gewürze Lavendel und Oregano.
- Liebstöckel – auch Maggikraut genannt – zum Entgiften.
- Gegen Herzschwäche Zimt in Süßspeisen.
- Bei Magen- und Darmkatarrhen Bohnenkraut.
- Zur Magenstärkung Koriander und Muskat.
- Gegen Übelkeit an Bord der Segelschiffe gewürzte Speisen mit Weinraute, Lavendel und Pfefferminze.

Bei Seekrankheit, Magenkrämpfen und Kreislaufbeschwerden wurde auf vielen Schiffen jahrzehntelang mit großem Erfolg Ingwer als Gewürz eingesetzt. Die moderne Medizin hat daraus gelernt: Es gibt für Seefahrten spezielle Ingwer-Pillen, die hervorragend gegen Reisekrankheit wirken. Die Fischer der Karibischen Inseln kauen heute noch vorbeugend Ingwerwurzeln, wenn sie aufs unruhige Meer hinausfahren.

2. *Gesundheitsfördernde Nahrung an Bord*

Als in der großen Entdeckerzeit Schiffe auf lange und weite Reisen gingen und oft ganze Mannschaften durch Krankheiten dahingerafft wurden, kam auch der Ernährung immer größere Bedeutung zu. Schon im 16., 17. und 18. Jahrhundert war man sich dessen bewußt. Je mehr ein Schiffsarzt oder der Schiffskoch von der Ernährung verstanden, desto mehr Chancen hatten Matrosen und Passagiere, die Reise gut zu überstehen. Viele Erfahrungen wurden damals durch Zufall gesammelt. Manche Beobachtungen sind auch der heutigen Ernährungsphysiologie noch von Nutzen. So entstand dank der Schiffahrt allmählich das Wissen um die gesundheitsfördernde Wirkung vieler Speisen.

Wir sollten – gleichgültig ob zu Wasser oder zu Lande – daraus lernen und uns dieses Wissen beim täglichen Speiseplan zunutze machen. Denn Nahrungsmittel, die damals unter Umständen einer Schiffsmannschaft Leben und Gesundheit garantierten, sind zweifellos auch für uns empfehlenswert.

Peitschenhiebe für Sauerkraut-Muffel

Die regelmäßige Ernährung mit Sauerkraut zählte zur Zeit der großen Ozeanüberquerungen mit Segel- und danach mit Dampfschiffen zu den wichtigsten Grundlagen für die Gesundheit an Bord. Was man damals noch nicht wußte: Sauerkraut ist – wenn kein Frischobst und kein Frischgemüse zur Verfügung stehen – der wertvollste Lieferant von Vitamin C. Deshalb konnten Seefahrer durch den Genuß von Sauerkraut auch vor Skorbut bewahrt werden. Schon die Römer, die Phönizier, aber auch die Wikinger kannten Kraut und die Zubereitung von Sauerkraut. Sie schleppten Fässer voll Sauerkraut an Bord, aßen es roh und tranken den in den Fässern übriggebliebenen Saft. Sie verzehrten es aber auch auf ihren Fahrten als Delikatesse. Bei den Phöniziern wurde ein Koch gar nicht erst auf eine Schiffsreise mitgenommen, wenn er sich nicht auf verschiedene Zubereitungsarten von Sauerkraut verstand.

Unter den römischen Seefahrern galt Sauerkraut nicht mehr nur als köstliche, erfrischende Nahrung, sondern auch als Heilmittel. Sie wußten zwar nicht, warum dieses Sauerkraut so gesundheitsfördernd war, aber sie schworen darauf. Auf römischen Schlachtschiffen mußte Sauerkraut auch als Notvorrat in etlichen Fässern vorhanden sein.

James Cook ließ jeden seiner Matrosen auspeitschen, der nicht täglich seine Ration Sauerkraut aß.

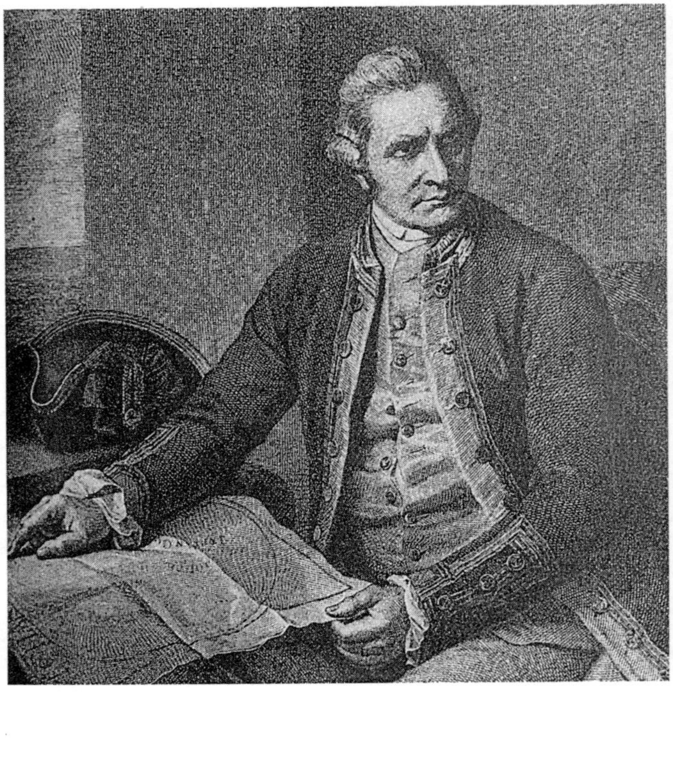

Ganz besonderen Wert auf Sauerkraut legten die britischen Seefahrer. Ein Pionier war hier der kühne James Cook. Er entdeckte als erster, daß Matrosen, die viel Sauerkraut aßen, keinen Skorbut bekamen und auch anderen Krankheiten gegenüber viel widerstandsfähiger waren. James Cook schrieb einmal in sein Tagebuch: „Das Sauerkraut schafft alle Krankheiten aus dem Darm und aus dem Körper. Es ist ein lebensrettendes Mittel für die Seefahrer."
Bei James Cook galt der strenge Brauch, daß Matrosen, die sich weigerten, an Bord täglich eine Ration Sauerkraut zu essen, vor allen anderen mit Peitschenhieben bestraft wurden. Damit zwang der Seefahrer seine Männer gewissermaßen zur Gesundheit.
Zu Land machte sich später vor allem Pfarrer Sebastian Kneipp für das Sauerkraut stark. Er nannte es den reinigenden Besen des Darms.
Heute weiß man durch ernährungsphysiologische Erkenntnisse, weshalb Sauerkraut so gesund und so wichtig für unseren Organismus ist:

- Es enthält sehr viel Vitamin B 1 und B 2,
- besonders viel Vitamin C,
- qualitativ besonders wertvolles Eiweiß,
- die Mineralien Kalium, Kalzium, Magnesium,
- wertvolle Milchsäure.

Die deutschen Ernährungsforscher und Ärzte Dr. Nissle und Prof. Dr. Becher haben herausgefunden, daß viele Krankheiten – wie etwa Rheuma, Herzbeschwerden, Nierenstörungen und Kreislauferkrankungen, Arterienverkalkung und Bluthochdruck – durch eine Selbstvergiftung im Darm entstehen. Die beiden Wissenschaftler machen diese Darmgifte auch für ein frühzeitiges Altern verantwortlich. Zur Selbstvergiftung im Darm kommt es durch eine jahrzehntelange falsche Ernährung. Es fehlen im Speiseangebot einfach jene Nahrungsmittel, die die Fäulnis und Gärung im Darm unterbinden.
Das Sauerkraut aber bekämpft diese Gift- und Schlackendepots im Darm, vernichtet Fäulnisbakterien und Gärrückstände.
Wichtig war bei den Seeleuten, daß die Darmbakterien in Ordnung blieben. Auch dafür bewährte sich das Sauerkraut. Es enthält bis zu 1,5 Prozent Milchsäure. Diese Milchsäure wirkt positiv auf die Darmflora. Sie schont und fördert die normale Koliflora und hemmt das Wachstum von Krankheitserregern. Dadurch werden Giftbildungen aus Nahrungsrückständen im Darm jäh unterbunden.
Sauerkraut enthält den Wirkstoff Acetylcholin, der die Bewegung des Darms fördert und die Eingeweide zu verstärkter Tätigkeit anregt.

Die Pflanzenzellulose des Sauerkrauts ist durch die Milchsäuregärung bereits stark erweicht. Dadurch wird Sauerkraut von Magen und Darm besonders gut vertragen, vor allem, wenn es intensiv gekaut wird. Wenn man nun Sauerkraut ißt, werden durch diese vielen positiven Prozesse alle schädlichen Inhaltsstoffe der aufgenommenen Nahrung rasch ausgeschieden und neutralisiert. Außerdem bildet Sauerkraut eine ideale basische Nahrung, die ein gutes Gegengewicht zu der meist übersäuerten Zivilisationsnahrung unserer Zeit darstellt.

Eines wußte James Cook bereits sehr gut: Wenn Sauerkraut im Organismus als Heilmittel und vorbeugendes Naturheilmedikament wirken soll, dann muß man es regelmäßig essen und vor allem in rohem Zustand. An Bord galt bei Cook die Regel: täglich pro Mann drei, vier Eßlöffel. Heute weiß man, daß das tatsächlich die ideale Menge für einen erwachsenen Menschen ist. Damit das Sauerkraut den Matrosen nicht langweilig wurde, damit sie es lieber aßen, ließ James Cook es vom Schiffskoch immer wieder mit anderen Gewürzen versetzen: einmal mit Thymian, dann mit Majoran, mit Senfkörnern oder mit Wacholderbeeren.
Aus Seefahrerberichten ist bekannt, daß Sauerkraut nicht nur gegen Skorbut, sondern auch gezielt gegen starke Blähungen sowie infektiöse Magen- und Darmerkrankungen verabreicht wurde.
Wer sich diese Erfahrungen aus alter Zeit zunutze machen will und ebenfalls Sauerkraut mit auf die Reise seiner Jacht nimmt, der sollte heutzutage allerdings bedenken:

Es ist nicht gleichgültig, welche Art von Sauerkraut man mit an Bord nimmt. Wer es für die Gesundheit einsetzen möchte, der sollte unbedingt biologisch zubereitetes Sauerkraut dem industriell gefertigten vorziehen. Das heißt: Besorgen Sie sich Sauerkraut, das nach der guten, alten langsamen Methode beim Gärtner oder Bauern angesetzt wurde.

Wenn Sie verpacktes Sauerkraut kaufen, dann achten Sie darauf, daß es weder mit Gärungsbeschleunigern noch mit Chemikalien und nicht mit zuviel Salz hergestellt wurde. Das biologische Sauerkraut ist nicht pasteurisiert und salzarm. Es hat absoluten Frischkostwert.

Sehr empfehlenswert ist es auch, wenn man Sauerkrautsaft in Flaschen aus dem Reformhaus in der Kombüse einlagert. Es ist gesund für die Verdauung und die allgemeine Leistungsfähigkeit, zwei- bis dreimal abends ein Glas Sauerkrautsaft zu trinken. Man merkt auch bald, wie gut dann die Verdauung funktioniert.

Kartoffelsaft gegen Kopfschmerzen an Bord

Wenn man auf die Geschichte zurückblickt, so hatten die Europäer anfangs nur eine einzige Verwendung für die Kartoffel: Man heilte damit Kopfschmerzen, aber auch Gicht und Rheumabeschwerden an Bord. Und das kam so: Bis zur Entdeckung Amerikas kannte man in Europa die Kartoffel überhaupt nicht. Allerdings war dieses Nachtschattengewächs mit der segensreichen Knolle anderswo schon Jahrhunderte vor Christi Geburt bekannt. Man weiß, daß beispielsweise 200 vor Christi Geburt die Inkas in Peru bereits auf weiten Feldern Kartoffeln anbauten. Sie setzten sie als Nahrungsmittel und als Heilmittel ein. Und als die spanischen Konquistadoren nach der Entdeckung Amerikas hoch in den Anden die Kartoffel kennenlernten, da war ihnen überhaupt noch nicht bewußt, daß sie im Grunde genommen etwas weit Wertvolleres als das Inka-Gold kennengelernt hatten. Zu dieser Zeit bauten die Inkas bereits etwa 52 verschiedene Kartoffelsorten an.

Von den Inkas lernten die spanischen Seeleute dann, daß man mit Kartoffelsaft-Einreibungen Kopfschmerzen und andere Schmerzen rasch aus der Welt schaffen kann. Hin und wieder aßen die Spanier auch die Knolle. Doch sie konnten sich nicht so recht damit anfreunden. So blieb die Kartoffel anfangs einzig und allein eine Medizin, die man an Bord nicht zur Ernährung verwendete.

Die spanischen Eroberer brachten die Kartoffel nach Europa, wo sie angebaut, aber nicht sonderlich geschätzt wurde. Es vergingen 200 Jahre, bis man sie als wertvolles und schmackhaftes Nahrungsmittel anerkannte und nutzte. Auch an Bord. Und das war berechtigt. Die Kartoffel hat einen hohen Anteil an hochwertigem Eiweiß. Sie ist reich an Vitamin C, Kalzium, Kalium, Phosphor und Eisen. Sie enthält aber auch reichlich Vitamin A, B 1 und B 2 sowie Niacin. Sie liefert dem Organismus die wichtigsten essentiellen Aminosäuren, die man sonst hauptsächlich nur in tierischem Eiweiß findet.

Was früher die Seefahrer nur ahnten, das kann man heute ernährungswissenschaftlich belegen:

- Das Kalium in der Kartoffel hilft der Entgiftung und Entschlakkung und unterstützt die Arbeit des Herzens, der Muskeln und Nerven. Eine Studie aus Polen besagt, daß Seemänner, die reichlich Kartoffeln essen, eine längere Lebenserwartung haben. Verstopfung läßt sich oft allein durch den regelmäßigen Verzehr von Kartoffeln beseitigen.
- Kartoffeln senken zu hohen Blutdruck, regenerieren die Leberfunktion, schützen vor Grippe und anderen Infektionskrankheiten.
- Kartoffeln regen mit ihren insulinartigen Hormonen den Stoffwechsel an und begünstigen die Fortpflanzungsfähigkeit, sie senken den Fettgehalt im Blut und stärken Nerven und Muskeln.

Es gibt wissenschaftliche Behauptungen, nach denen Kartoffeln dem Magen- und Darmkrebs vorbeugen könnten.

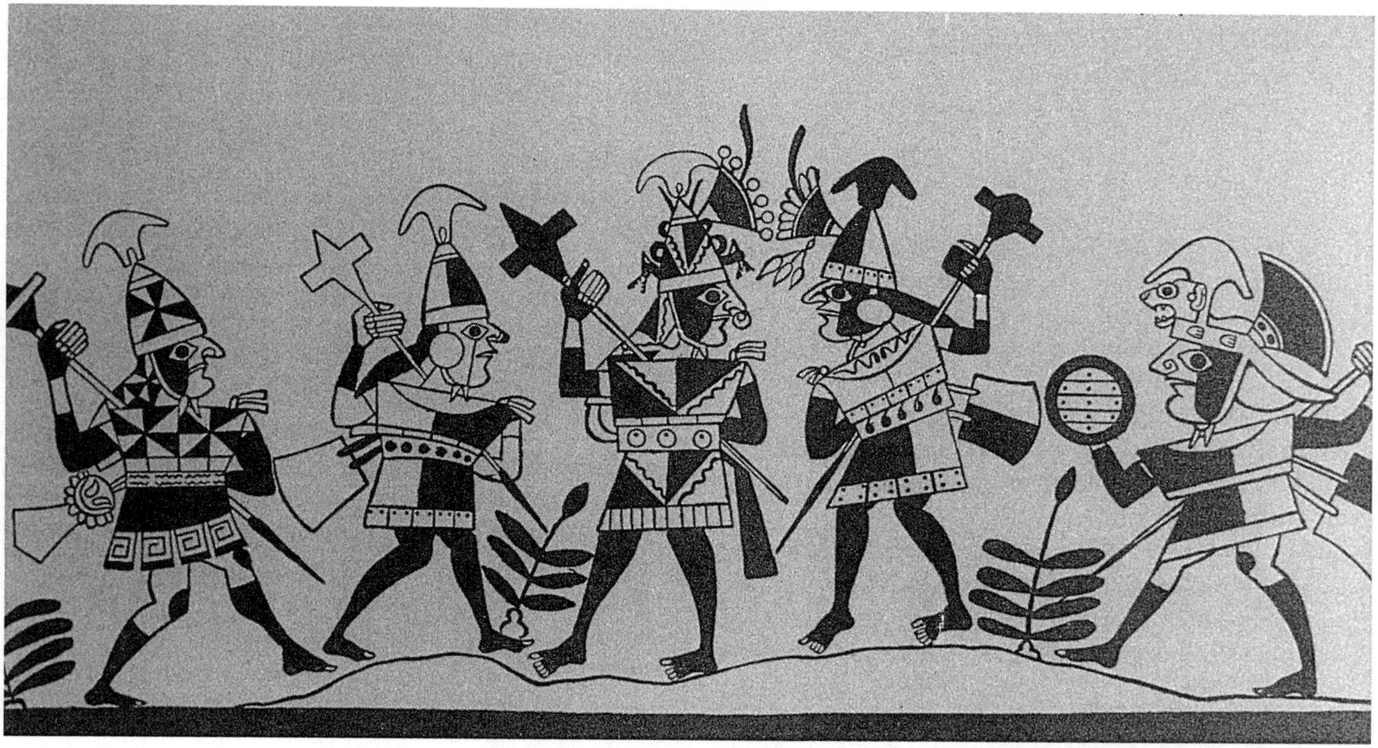

Krieger aus der Inkazeit: Von ihnen lernten die spanischen Seeleute, daß man mit dem Einreiben von Kartoffelsaft Kopfschmerzen und andere Leiden bekämpfen konnte.

Im vorigen Jahrhundert hat die Seemanns-Medizin Magengeschwüre mit frischgepreßtem Kartoffelsaft bekämpft. Der betreffende Matrose erhielt vom Schiffsarzt oder vom Koch vor jeder Mahlzeit jeweils 2 Eßlöffel Kartoffelsaft, aufgelöst in einem Glas Wasser. Das Mittel wurde auch gegen Sodbrennen eingesetzt.

Heute kann man Kartoffelsaft problemlos mit an Bord nehmen. Man erhält ihn im Reformgeschäft in Flaschen abgefüllt in guter Qualität.

In alten Büchern kann man nachlesen, daß die Kartoffel nur dann für die Gesundheit wertvoll ist, wenn man sie »auf einfache Weise in Dampfe und ein wenig Wasser garen« läßt. Es darf sich also in unserer modernen Zeit keiner einbilden, der Pommes frites, Bratkartoffeln oder geröstete Kartoffeln ißt, daß er sich gesund ernährt. Nur die Pellkartoffel aus dem Topf und roher Kartoffelsaft sind gesund.

In früherer Zeit wurden Kartoffeln meist nur zu Beginn einer Seereise serviert und gleich aufgebraucht, weil sie sich nicht lange lagern ließen. In alten Seemanns-Brevieren wird vor dem Verkochen und Verzehren von Kartoffeln gewarnt, die bereits grüngefärbte Stellen aufweisen und zu lange Triebe haben. Heute ist bestätigt, daß es sich bei grüngefärbten Stellen um giftiges Alkaloid Solanin in der Knolle handelt. Und Kartoffeln mit langen Trieben haben fast keine wertvollen Stoffe mehr.

Spinat als Kraftnahrung für den Seemann

Alle Welt kennt die Werbung für Spinat, die mit einem allerliebst gezeichneten Seemann als Trickfigur gemacht wird. Für Kinder gibt es sogar eine eigene amerikanische Zeichentrickfilmserie in Kino und Fernsehen: Popeye, the sailor.

Das ist auch historisch begründet. Spinat wurde schon in der guten alten Segelschiffzeit als Kraftnahrung für die Matrosen serviert. Ein Seemannsspruch lautete: »Spinat ersetzt die halbe Schiffsapotheke!«

Das ist ein wahres Wort. Spinat enthält 10 Vitamine und 13 Mineralstoffe. Allein diese Tatsache macht ihn schon zu einer besonders wertvollen Nahrung.

Allerdings gab es schon unter Seeleuten ein ungeschriebenes Gesundheits-Gesetz: Spinat mußte aufgegessen und durfte niemals aufgewärmt serviert werden. Heute wissen es die Ernährungsexperten genauer: Beim Aufwärmen bildet sich im Spinat das Nitrit, das unsere Blutgefäße schädigt.

Die erwähnte Zeichentrickserie will den Kindern reichliches Spinatessen schmackhaft machen. Indessen weiß man heute, daß Spinat nicht so sehr die ideale Nahrung für Kinder, sondern für erwachsene Menschen ist. Mehr noch: Am wirkungsvollsten ist Spinat ab 45 Jahren. Kinder können auf die Pflanzensäure sogar allergisch reagieren. Auch eine Reihe von Bitterstoffen ist nicht gut für den Gaumen der Kinder.

Der Spinat wurde von Seefahrern aus Arabien und Nordafrika nach Italien gebracht und von dort in Europa bekannt gemacht.

Aus Seemannsberichten erfährt man, daß mit Spinat Verstopfungen kuriert wurden, aber auch Entzündungen, Rheumaschmerzen, Bleichsucht, Durchblutungsstörungen und allgemeine Schwächezustände nach besonders anstrengenden Arbeiten an Deck.

Matrosen bekamen Spinat entweder als Brei zubereitet oder den Spinatsaft – aus rohen Blättern gepreßt – mit geriebenen Äpfeln, Pfeffer und ein paar Tropfen Öl. Mitunter gab es an Bord auch Salat aus Spinatblättern.

Spinat konnte auf den Schiffen nicht mitgenommen werden, weil er frisch nach der Ernte zubereitet werden mußte. Man kaufte ihn im Hafen ein. Heutzutage ist es – durch die Tiefkühlkost – einfach, Spinat in der Tiefkühltruhe an Bord mitzunehmen.

Es ist inzwischen bekannt, wodurch Spinat Kraft gibt und wie ein Geriatrikum wirkt. Dieses Blattgemüse enthält reichlich Vitamin A, B 1, B 2, C, Eiweiß, Fett, Kohlenhydrate, Chlorophyll, Spinatsekretin, Eisen und Magnesium. Ferner findet man im Spinat Kalzium, Phosphor, Sulfate, Kupfer, Jod, Nickel und Kobalt. Diese Stoffe fördern die Blutbildung und erhalten das Blut jung. Es gibt Ärzte, die behaupten, Spinat könnte bis zu einem gewissen Grad sogar krebsverhütend wirken.

Nach Saufgelagen gab es Wirsingkohl

Wirsingkohl war schon im Altertum bekannt und wurde wegen seiner gesundheitsfördernden Wirkung geschätzt und weiterempfohlen. Da er verhältnismäßig gut an einem dunklen Ort nach der Ernte gelagert werden kann, eignete er sich ideal als Proviant für die Schiffahrt. Und dabei stellte sich heraus, daß der Kohl eine Reihe von Vorteilen aufwies, die gerade an Bord wichtig waren:

Wirsingkohl verschonte die Matrosen vor Erkältungskrankheiten. Heute erst weiß man warum: Der Kohl enthält nicht nur reichlich Vitamin C. Er ist auch das einzige Gemüse, bei dem dieses Vitamin bei langem Kochen nicht zerstört wird. Das ist auf seltene chemische Verbindungen in dem Gemüse zurückzuführen.

Nach dem Genuß von Wirsingkohl gab es an Bord viel weniger Darmbeschwerden. Heute ist bekannt, daß damit sogar Darmgeschwüre bekämpft werden können. Gegen starke Darmbeschwerden preßte der Schiffskoch für die Matrosen mitunter Kohlsaft aus. Heute noch wird Kohlsaft als Mittel gegen Darmbeschwerden verordnet.
Wenn es zu rauhen Seefahrerzeiten Saufgelage gab, stand am nächsten Tag Kohl auf dem Speiseplan. Der hilft nämlich, Müdigkeit und Abgeschlagenheit, aber auch den »Kater« einer durchzechten Nacht zu beseitigen. Zu diesem Zweck schlürfte man eine Kohlsuppe.
Alternden Matrosen in Seemannsheimen setzte man um die Jahrhundertwende Wirsingkohl vor, wenn sie Durchblutungsstörungen in den Beinen hatten, an Rheuma litten oder Schmerzen im Bereich der Lendenwirbelsäule verspürten. Zu dieser Zeit waren in Seemannskreisen auch Kohlwickel üblich. Außerdem bekamen Seemänner rohe Kohlblätter zum Kauen. Und so wurde der Kohlwickel angelegt:
Aus den dicksten und saftigsten Kohlblättern wurden die harten Rippen herausgeschnitten. Dann preßte man die Blätter mit einer Flasche, bis der Kohlsaft austrat. Die feuchten Blätter wurden nun – als Wickel und meist vor dem Schlafengehen – auf die betreffenden Körperstellen aufgelegt.

Der amerikanische Ernährungswissenschaftler Professor Shive hat die Kohlrezepte aus vergangenen Tagen aufgegriffen und ist der Wirkung des Kohls nachgegangen. Dazu hat er jahrelang Versuche an Patienten gemacht. Seine Erfahrungen decken sich voll und ganz mit den Erkenntnissen von einst. Professor Shive konnte sogar sensationelle Heilungen bei Zwölffingerdarmgeschwüren erzielen. Ähnliches gelang auch dem Ernährungsexperten Prof. Dr. Garnett Cheney von der Standford University. Der österreichische Arzt Dr. Ulf Böhmig hat sich ebenfalls mit dem Phänomen Kohl beschäftigt und schreibt in seinen Aufzeichnungen von einem »Anti-Ulcus-Faktor«. Seit 1950 weiß man, daß es im Kohl ganz bestimmte Substanzen gibt, die gegen Magen- und Darmgeschwüre wirken. Es handelt sich dabei unter anderem um einen wertvollen Eiweißkörper mit Namen Methyl-Methioninsulfoniumbromid. Das heißt: Was Seefahrer vergangener Zeiten geahnt haben, ist jetzt erst medizinisch belegbar.
Wer heute an Bord seiner Jacht oder auf einer Schiffsreise etwas in dieser Richtung für seine Gesundheit tun möchte, der hat es leichter als unsere Vorfahren. Man bekommt Kohlsaft gegen Magen- und Darmbeschwerden in Reformgeschäften zu kaufen. Nachdem die Schweizer Ärzte Dr. Strehler und Dr. Hinziker an der Universitätsklinik in Bern Patienten mit Zwölffingerdarmgeschwüren einer Kohlsaft-Therapie unterzogen hatten, waren die Geschwüre nach einiger Zeit auf dem Röntgenschirm nicht mehr zu sehen, und die Beschwerden verebbten.

Die ersten Imker waren – Seefahrer

Seit es die Seefahrt gibt, befand sich fast immer ein Topf oder ein Faß mit Honig an Bord: als Nahrungsmittel und als Heilmittel. Der Honig ist nicht nur eng mit der Geschichte der Menschheit verbunden, er gehört auch – was nur wenige wissen, untrennbar zur Geschichte der Seefahrt. Die Bienen haben schon Honig produziert, ehe es überhaupt Menschen auf Erden gab. Man findet versteinerte Bienen in Erdschichten, die älter sind als die ältesten menschlichen Skelette. Prähistorische Völker verwendeten bereits Honig. Und aus frühesten Felsmalereien in Ostspanien aus dem Jahr 7000 vor Christi Geburt kann man ersehen, daß die Männer damals bereits wilden Honig sammeln gingen. Erst später – im alten Ägypten – lockte man die Bienen in tönerne Körbe, um sie zu zähmen und ihren Honig zu verwenden, weil der wilde Honig nicht ausreichte. Interessant ist, daß die Ägypter mit einer sogenannten Wanderbienenzucht begannen. In Oberägypten wurden die Bienenstöcke auf Boote und Schiffe verladen. Und dann fuhr man mit den Bienenstöcken gemächlich den Nil hinunter. Die Bienen schwärmten aus und suchten entlang des Ufers in den blühenden Pflanzen Nektar und Blütenpollen. Wenn die Boote in Memphis angekommen waren und in den Hafen einliefen, konnte man den Honig ernten.

Heute noch wird Honig in Florida auf diese Weise auf Schiffen gewonnen. Die Bienenvölker werden auf Schiffe verladen, reisen auf dem Apalachicola River flußauf- und flußabwärts und sammeln ihre Grundlagen für den Honig in den blühenden Tupelo-Bäumen.

In der Antike nannte man den Honig den »Nektar der Götter«. Auf griechischen Schiffen wurde bereits Honigwein mitgeführt.

Um 500 vor Christi Geburt empfahl der Arzt Hippokrates auf der Insel Kos, der – wie man weiß – viele Seeleute behandelte, in seinen Gesundheitsvorträgen: »Wer sich ein langes Leben wünscht, muß Honig zu sich nehmen.«

So wie griechische Athleten Honig aßen und Honigwasser tranken, um sich von Müdigkeit zu befreien und schnelle Energie zu bekommen, so wendeten sich auch griechische und römische Seeleute diesem Naturheilprodukt zu.

Während der Kreuzzüge hielt man sich noch aus ganz anderen Gründen Bienenkörbe an Bord. Man benützte die Tiere gegen feindliche Schiffe als »Bienen-Bomben«. Dabei schleuderte man den Feinden Bienenkörbe entgegen, aus denen die Bienen sich auf die Menschen stürzten, die meist angstvoll die Flucht ergriffen.

Der Seefahrt ist es auch zu verdanken, daß es in den Vereinigten Staaten von Amerika Bienen gibt. Englische Seeleute und Auswanderer brachten sie mit. Die Indianer nannten die Bienen deshalb auch die »Fliegen des weißen Mannes«.

Im 16. und 17. Jahrhundert lobte man an Bord bereits den Honig als wertvolle Medizin:

- Die Seeleute hatten nach seinem Genuß eine bessere Verdauung und wurden Magen- und Darmbeschwerden schneller los.
- Honig bekämpfte Nervosität und Schlafstörungen.
- Schiffsärzte setzten ihn gegen Leberbeschwerden und gegen Gicht ein.
- Wunden, die schlecht heilten, wurden mit Honig bestrichen, ebenso Verbrennungen. Mancher Schiffskoch verstand sich auf die Zubereitung einer wirksamen Wundsalbe. Sie bestand aus 80 Gramm Honig und 20 Gramm Lebertran, die gut verrührt wurden.
- Honig wurde an Bord bis zum Ersten Weltkrieg primär gegen Husten und Verschleimung der Atemwege eingesetzt.

Heute weiß man, warum Honig so wertvoll für unsere Gesundheit ist: Er enthält 38 Prozent Fruchtzucker und 31 Prozent Traubenzucker in freier Form, gekoppelt mit jenen Vitaminen, die für die Zuckerverwertung im Organismus so wertvoll sind. Im Honig gibt es viele Mineralien, z. B. Kalium, Natrium, Kalzium, Magnesium und Phosphate, aber auch Spurenelemente wie Kupfer, Eisen, Mangan, Phosphor, Silizium, Schwefel und Titan. Honig enthält zehn lebenswichtige Aminosäuren, Fermente, die Vitamine B 1, Biotin und C, spezielle Hormone, Bakterienbekämpfer und 50 pflanzliche Duftstoffe.

Die genannten Bakterienbekämpfer, die von der Wissenschaft nachgewiesen werden konnten, sind im Grunde genommen natürliche Antibiotika, die bestimmte gesundheitsgefährdende Mikroorganismen zerstören und den

Ein skandinavischer Drache unter Segel und Ruder: Die Männer an Bord wurden vielfach mit Honig, Bienenwaben und Pollen kräftig und gesund erhalten.

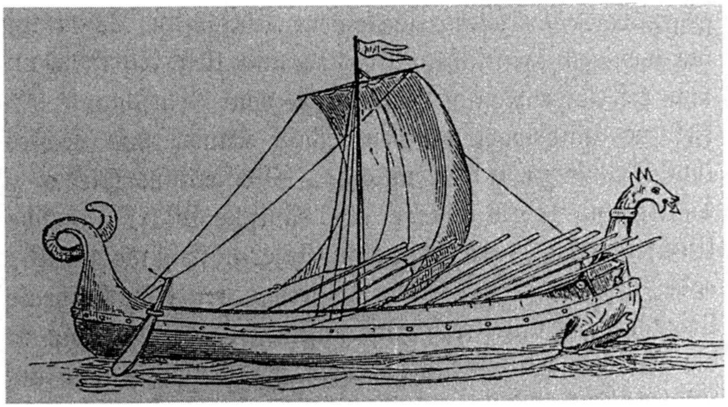

Menschen so vor Krankheiten schützen. Noch im vorigen Jahrhundert setzten Schiffsärzte Honig gegen Ruhr und Typhus ein, aber auch gegen eiternde Abszesse.

Schiffsjungen, die allzu blaß waren, erhielten Honig vom Schiffskoch, damit sie eine bessere Gesichtsfarbe bekamen. Honig hilft, die Zahl der roten Blutkörperchen zu vermehren.

Wer heute aus gesundheitlichen oder sonstigen Gründen Honig mit an Bord nehmen möchte, der sollte ein paar wesentliche Dinge beachten:

- Honig sollte aus dem Inland kommen. Es sollte sich nicht um eine Mischung von verschiedenen Imkern handeln.
- Honig wirkt nur dann gesundheitsfördernd, wenn er nicht über 40 Grad Celsius erhitzt wurde.
- Die beste Wirkung erzielt man, wenn man Honig in heißer Milch oder in Zitronenlimonade auflöst und schluckweise trinkt. Das hilft gegen Halsschmerzen und Heiserkeit.

Auch heute sollte in der Kombüse niemals ein Glas Honig fehlen.

Allerdings ist es gut zu wissen, welche Honigsorte speziell welche gesundheitlichen Effekte erzielt:

- Buchweizenhonig gibt nach Erkrankungen wieder neue Kraft.
- Rapshonig ist besonders nervenberuhigend.
- Kastanien-Honig stimuliert die Blutzirkulation.
- Eukalyptus-Honig bekämpft Infektionen der Atemwege und desinfiziert die Harnwege.
- Heide-Honig gibt besonders viel Energie, kräftigt Herz und Niere.
- Lavendel-Honig wirkt schmerzlindernd bei Husten.
- Lindenblüten-Honig löst Krämpfe und wirkt gegen Kopfschmerzen.
- Gebirgsblüten-Honig hilft gegen Erkältungskrankheiten.
- Tannen-Honig setzt man gegen Bronchitis ein. Er sollte an Bord sein, wenn man bei schlechtem Wetter mit der Jacht unterwegs ist.
- Rosmarin-Honig kann gegen Leberstörungen verwendet werden.

Das Geheimnis der Wikinger hieß – Blütenpollen

Über die Wirkung der Blütenpollen auf den menschlichen Organismus gibt es gerade aus der Seefahrt eine Unzahl von interessanten Berichten. Der von den Bienen gesammelte Blütenstaub ist seit Jahrtausenden als Heil- und Verjüngungsmittel bekannt. Schon die Wikinger nahmen pollenhaltige Honigwaben in großen Mengen auf ihre weiten Seereisen mit. Sie hatten mitunter Teile ihrer Schiffe damit vollgestopft. Gerade die Wikinger waren als Seefahrervolk für ihre strotzende Gesundheit und für ihre Widerstandskraft bekannt. Sie litten – wie man aus der Überlieferung weiß – niemals an der Vitamin-C-Mangelkrankheit Skorbut.

Bereits im Rezept eines sumerischen Arztes um 3000 vor Christi Geburt werden die Blütenpollen als wunderbares Heilmittel gepriesen. Der griechische Arzt Hippokrates setzte sie ein, um den Matrosen unter seinen Patienten Kraft, vor allem auch Manneskraft zu geben. Er behauptete, daß Seeleute fröhlicher an Bord gingen, wenn sie in den Wochen vorher Blütenpollen gegessen hatten.

In solchen Tongefäßen, die aneinandergekittet wurden, transportierten die Wikinger zerkleinerte pollenhaltige Bienenwaben auf ihren Schiffen. Sie verzehrten die Waben vorbeugend gegen Mangelerkrankungen an Bord.

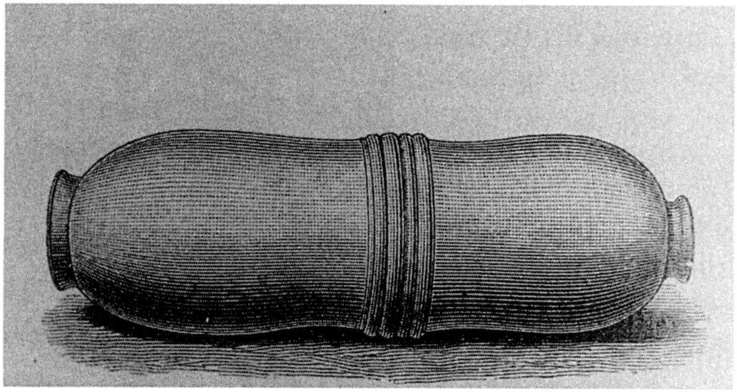

Auf solchen Wikinger-Schiffen im 4. Jahrhundert achtete man bereits vorbildlich auf die Gesundheit. Man führte nahezu immer Bienenwaben an Bord mit, die von der Mannschaft verzehrt werden mußten. Die Männer nahmen damit wertvolle Vitamine und Mineralstoffe aus der Natur auf.

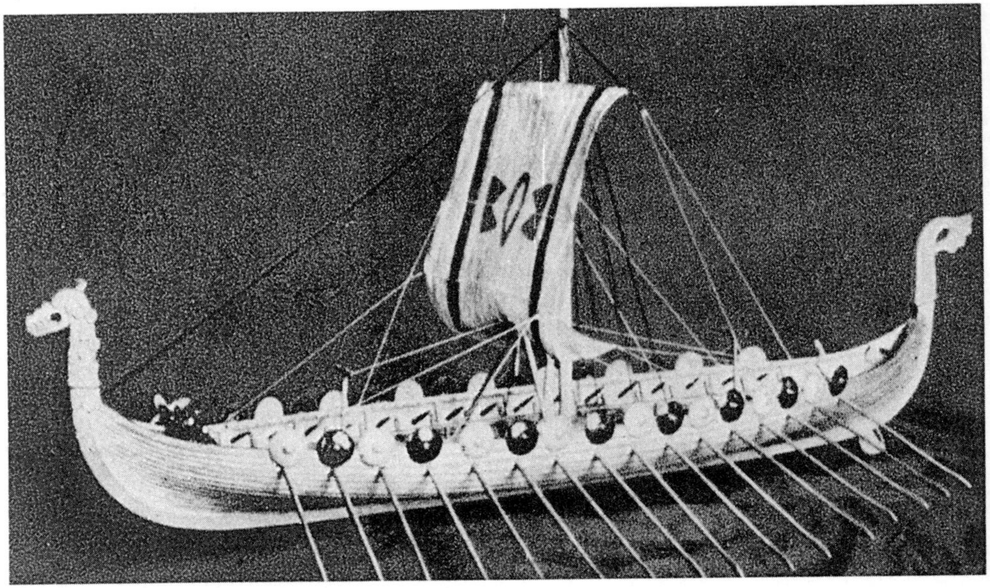

Schon damals gewann man das Mittel in der gleichen Art wie heute: Die Bienen sammeln die Pollen aus verschiedenen hochwertigen Blüten, tragen sie in den Stock, füttern damit die Brut und ernähren sich selbst davon. Wie großartig diese Ernährung ist, beweist die Tatsache, daß die Larven im Bienenstock nach der Fütterung mit Pollen innerhalb von sechs Tagen ihr Gewicht um das Fünfzehnhundertfache erhöhen. Ohne Pollen würden sie sich nicht weiterentwickeln. Deshalb darf jeder Imker für die menschliche Nutzung vom Bienenstock nur jeweils 15 Prozent der Pollenvorräte einholen; sonst wäre das Bienenvolk in seiner Existenz gefährdet.

Schon bei den Wikingern galt die Regel, daß die Honigwaben mit Pollen und Propolis nicht erhitzt werden durften. Heute weiß man, daß Blütenpollen, die über 40 Grad erhitzt werden, wirkungslos sind.

Hippokrates hat schon herausbekommen, daß nur jene Blütenpollen der Gesundheit dienen, die von Bienen eingeholt werden, weil sie mit deren Drüsensekreten erst zur Medizin werden.

Im 15. und 16. Jahrhundert sind lange Niederschriften über die Vorteile des Pollen-Essens für den Seemann geschrieben worden. Man kann diesen Unterlagen interessante Details entnehmen:

- Matrosen, die Blütenpollen vorgesetzt bekamen, waren nach Erkrankungen rascher gesund und erholten sich nach besonders harter Arbeit an Bord schneller.
- Gelenkbeschwerden und Gelenkentzündungen gingen besser zurück.
- Die Männer fühlten sich wohler. Sie waren weniger gereizt und streitsüchtig.
- Ihre Sehkraft wurde deutlich verbessert.
- Darmstörungen wurden besonders rasch behoben.

Es gab für Matrosen verschiedene Möglichkeiten, die Pollen einzunehmen:

- Sie bekamen sie in Vollkorn- oder Hirsebrei gemischt.
- Sie aßen sie pur und ließen sie auf der Zunge zergehen.
- Sie tranken Pollen, die vorher in Wasser oder Bier verrührt wurden. Die Blütenpollen, die damals verwendet wurden, waren ein absolutes Rohprodukt und nicht für jeden Magen verträglich. Die Bienen überziehen die Pollen-Klümpchen nämlich mit wachshaltigem Nektar. Deshalb mußte man sie

sehr gut kauen, damit die Wirkstoffe in den Organismus gelangen konnten. Heute werden Blütenpollen, die in Apotheken, Drogerien und Reformhäusern meist in Kapseln abgefüllt erhältlich sind, fein gemahlen. Sie sind überdies mit dem Bienenprodukt Propolis versetzt, weil dadurch die gesundheitliche Wirkung erhöht wird.

Aus folgenden Gründen haben die Blütenpollen den Seeleuten seinerzeit so sehr geholfen:

- Sie enthalten lebensnotwendige Aminosäuren, die körpereigenes Eiweiß erzeugen.
- Sie verfügen über drei Arten von mehrfach ungesättigten Fettsäuren, essentielle Stoffe, die der Körper nicht selbst herstellen kann.
- In den Blütenpollen finden sich Mineralstoffe und Spurenelemente, in erster Linie Eisen, Kupfer, Phosphor, Mangan und Kieselerde.
- Sie enthalten wirkungsvolle Vitamine: Vitamin C gegen Infektionskrankheiten, B 1 als Nervenvitamin, B 2, B 4 und PP für die Haut und für die Schleimhäute, Folsäure für eine ungestörte Nährstoffaufnahme aus dem Darm, Vitamin E für eine bessere Funktion von Muskeln, Herz und Atmung, aber auch für den geregelten Cholesterinspiegel, Carotin als Vitamin-A-Vorstufe, das D für die Knochenbildung und für den Kalkstoffwechsel und das Rutin zur Aktivierung und Verjüngung der Blutgefäße.
- Blütenpollen weisen aber auch Hormone sowie sogenannte Flavonoide für die Neubildung von Zellfermenten auf.
- Wissenschaftler konnten in den letzten Jahren in den Blütenpollen – auch Lebensbaum-Pollen oder Melbrosia-Pollen genannt – insgesamt 50 Aktivstoffe feststellen. Wie im Honig und im Propolis so befinden sich auch in den Blütenpollen Wirkstoffe, die als natürliches Antibiotikum bezeichnet werden können und die den Körper gegen bakterielle Erkrankung abschirmen. Im modernen Jachtsport haben die Blütenpollen-Kapseln ihren festen Bestand, sozusagen in Weiterführung der uralten Seemannstradition. Viele Jacht-Fans lassen während der Reise jeden Morgen aus einer Lebensbaum-Pollen-Packung den Inhalt zweier Kapseln auf der Zunge zergehen, damit die Vitalstoffe von den Schleimhäuten im Mund aufgenommen und sofort ins Blut weitergegeben werden.

Die wertvollsten Forschungsergebnisse auf dem Gebiet der Blütenpollen stammen von einem Hamburger Wissenschaftler, von Dr. Werner Salomon.

In Kliniken wurden in jüngster Zeit gute Erfolge mit Pollen-Kuren erzielt, vor allem gegen Blutarmut, Konzentrationsstörungen, Prostata-Beschwerden, Nervosität, Frauenerkrankungen und Erschöpfungszustände.

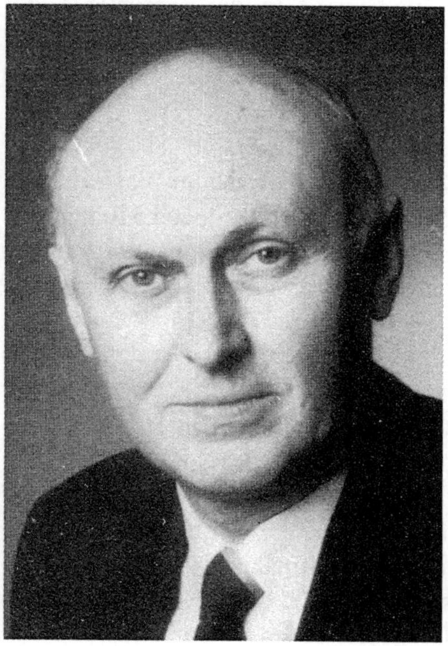

Der Wissenschaftler Dr. Werner Salomon in Hamburg konnte jetzt nachweisen, was vergangene Seefahrervölker aus Erfahrung wußten: Bienenpollen kräftigen das Immunsystem und können gegen eine Reihe von Krankheiten erfolgreich eingesetzt werden.

Alte Seebären bekamen mehr Fisch

In alten Reiseberichten findet sich vielfach der Hinweis, daß älteren Matrosen bei der Rationszuteilung größere Portionen Fisch zugestanden wurden. Der britische Schiffsarzt Dr. Joseph Bradley schrieb 1813 in seinen Aufzeichnungen: »Wir konnten die Beobachtung machen, daß Matrosen, die viel Fisch aßen, sich besser am Herzen, an der Leber und an den Gelenken fühlten, daß sie weniger Geschwüre bekamen und daß sie besser mit etwaigen Bleivergiftungen fertig wurden . . .«

Man hat lange Zeit mit diesen Angaben nichts Rechtes anzufangen gewußt. Fisch als Medizin – das klang etwas ungewöhnlich. Heute weiß man, daß die Schiffsärzte, Köche und Kapitäne von einst sehr richtige Beobachtungen gemacht haben. Der Wirkstoff im Fisch, der so erstaunliche Effekte hervorrief, war aller Wahrscheinlichkeit nach das Spurenelement Selen. Es ist im Fisch besonders stark enthalten und ein unverzichtbarer Baustein für unsere Körperzellen. Gerade heute leiden wir durch ausgelaugte Ackerböden an Selenmangel. Selen aber stärkt unser Abwehrsystem, übt eine starke Schutzfunktion aus und beugt Herz- und Gefäßerkrankungen, Leber-Krankheiten, vorzeitigem Altern und Krebserkrankungen vor. Es gilt als wissenschaftlich erwiesen, daß Krebserkrankungen um so häufiger auftreten, je niedriger der Selenspiegel ist. Dies wurde in einer Untersuchung in 27 Ländern der Erde im Rahmen einer Protecton-Studie nachgewiesen. Daher spricht man auch heute von einer vorbeugenden Protecton-Bioselen-Therapie, wenn Seeleute mit Selen-Kapseln versorgt werden.

In der Seefahrt ist vor vielen Jahren auch erstmals das Schlagwort »Eskimo-Diät« aufgekommen. Schiffsmediziner entdeckten als erste: Fisch verhütet Herzinfarkt. Ein Beweis dafür sind die Eskimos in Grönland. Sie ernähren sich zwar fettreich, dennoch leiden sie nicht unter verfetteten Arterien oder an Durchblutungsstörungen der Arterien. Das dürfte auf den regelmäßigen Genuß von Lachsen und Makrelen zurückzuführen sein, die sind nämlich reich an lebenswichtigen Fettsäuren, die der menschliche Organismus nicht selbst aufbauen kann. Es handelt sich dabei um hochungesättigte Fettsäuren, die der Arteriosklerose und dem Herzinfarkt vorbeugen.

Noch ein weiterer alter Seemannsbrauch sollte erwähnt werden: Wenn es zu starkem Wetterumschwung auf hoher See kam, wenn Gewitter aufzogen, Föhn oder feuchtheißes Wetter herrschten, dann verschrieb der Schiffsarzt um 1900 den Seeleuten schlicht und einfach das Verzehren eines Salzherings. Sofort fühlten sie sich besser. Die Wirkung ist medizinisch zu erklären. Der menschliche Organismus braucht in solchen Wettersituationen mehr Salz als sonst, vor allem deshalb, weil durch Schwitzen Körpersalze verlorengehen. Dieses Salz muß nachgeliefert werden, damit der Wasserhaushalt weiterhin reguliert werden kann. Der Salzhering verfügt gerade über die richtige Menge Salz, die sozusagen als »Erste Hilfe« notwendig ist.
Bei vielen Jachtbesitzern und Fischern hat sich dieser Brauch bis in die heutige Zeit erhalten. Wenn ihnen bei sommerlich-schwülem Wetter unbehaglich ist, verzehren sie einen Salzhering. Das wirkt oft wahre Wunder.

Gegen Trunkenheit und Muskelkrämpfe gab es Naturreis

Naturreis, der heute in der gesunden Vollwertkost eine so bedeutsame Rolle spielt, wird in der Geschichte der Seefahrt erst spät erwähnt. Reis wurde kaum an Bord mitgenommen, obwohl es ihn an sich bereits seit 3000 Jahren als Naturprodukt gab.
In Europa kennt man Reis allerdings erst seit 800 vor Christi Geburt. Die Reispflanze entwickelt sich im Wasser. Nach der Ernte wird der Reis seit jeher in eigenen Mühlen von den äußeren Spelzen befreit. Im vorigen Jahrhundert befreiten dann die Briten in Indien den Reis zusätzlich vom silbernen Häutchen, sie »polierten« ihn. Damit begann ein sehr unliebsames Kapitel in der Ernährungsgeschichte. Bis 1890 aßen die Bewohner Zentralasiens den Reis mit Häutchen. Als sie von den Kolonialherren den polierten Reis erhielten, bekamen sie schwere Mangelerkrankungen, vor allem Beri-Beri, wurden schwer nervenkrank und litten an Muskelkrämpfen. Zuerst vermutete man eine geheimnisvolle Virusseuche. Dann aber kam der holländische Arzt Dr. Christia Eijkman dahinter: Den Menschen fehlten die wertvollen Stoffe des Reishäutchens.

Wann immer um die Jahrhundertwende auf hoher See an die Matrosen Reis ausgegeben wurde, war es Naturreis mit dem Häutchen. Man weiß aus der Erfahrung von holländischen Schiffsärzten, daß Naturreis nahezu wie eine Medizin eingesetzt wurde:

- Wenn die Männer allzuviel dem Alkohol zugesprochen hatten, denn nach Verzehr von Naturreis reduzierte sich die Alkoholwirkung,
- wenn es bei den Matrosen nach harter Arbeit an Bord zu Muskelkrämpfen kam,
- wenn die Männer besonders nervös waren.

Ähnliche Erfolge in solchen Situationen schrieben Schiffsärzte und Kapitäne auch den Erbsen, dem Zuckermais, den Nüssen, dem Sellerie und dem Spinat zu, aber auch der Seezunge.

Daraus ergibt sich eindeutig der wissenschaftlich logische Schluß, daß auf diese Weise in früherer Zeit auf hoher See eine Behandlung mit Magnesium durchgeführt wurde, einem Mineral, das man zur damaligen Zeit noch gar nicht richtig einschätzen konnte.

Darum wirkte Naturreis so intensiv, denn er enthält ganz besonders viel Magnesium. Jeder, der heute gute und gesunde Nerven haben möchte, sollte wissen: In dem unscheinbaren Reishäutchen sind das kostbare Nervenvitamin B 1 enthalten und das »Anti-Streß«-Mittel Magnesium. Der deutsche Ernährungsforscher Dr. Schmitt betont: »Jeder zehnte Mensch in Europa leidet heute an Magnesiummangel. Die Folge davon sind Störungen im Nervenbereich, bei Muskeln und im Kreislauf. Man wird lärmüberempfindlich, ist Herzinfarkt gefährdet, neigt zu Nerven- und Nierenschädigungen.«

Ernährungswissenschaftlich ist besonders interessant, daß in 200 Gramm Naturreis mit dem Silberhäutchen genau 500 Milligramm Magnesium enthalten sind. Das ist die Menge, die jeder Mensch täglich für seinen Organismus braucht, um jung und schwungvoll zu bleiben. Wer sich diese Magnesiummenge nur vom polierten Industriereis holen wollte, der müßte täglich zwei Kilogramm davon essen. Das zeigt den enormen Vitalwert des Naturreises.

Nicht nur für Matrosen, die oft zuviel tranken, sondern auch für alle, die heute regelmäßig und reichlich dem Alkohol zusprechen, ist wichtig: Das lebenswichtige Mineral Magnesium verhütet Folgeerscheinungen wie Nervosität, Schlaflosigkeit und Kopfschmerzen. Darauf weist Prof. Dr. J. C. Schoff hin. Und der führende deutsche Vitamin- und Mineralstoffexperte Dr. Jürgen Reimann aus München stellt fest: Magnesiummangel führt zu Muskelkrämpfen, Verkrampfungen im Magen- und Darmbereich, zu Herzschmerzen und Problemen mit den Herzkranzgefäßen, zu Streßbeschwerden und zu Konzentrationsschwäche.

Im Zusammenhang mit der Seefahrt – besser gesagt mit der sportlichen Seefahrt – wurden 1985 wertvolle Erkenntnisse gesammelt: Menschen auf einer Jacht, auf einem Segelboot oder einem Luxusschiff sind einem gewissen »Meeres-Streß« ausgesetzt. Dadurch verbraucht der Organismus mehr Magnesium. Es kommt also auf hoher See leichter zu Magnesiummangel, besonders unter Seglern, die körperlich viel leisten müssen. Und da gerade auf Jachtreisen und längeren Bootsfahrten viele Nahrungsmittel aus der Konserve verwendet und mitunter zu wenig Frischgemüse und Frischobst gegessen werden, raten die Ärzte zur Einnahme von natürlichen Magnesium-Präparaten. Eine internationale, medizinische Testreihe im Rahmen einer Segelregatta im Jahr 1986 mit Biolectra-Magnesium, das in Form von Brausetabletten verabreicht wurde und zusätzlich noch Kaliumzugaben aufwies, ergab: Die Segler zeigten bei täglich 450 Milligramm Magnesium-Aufnahme keinerlei Ermüdungserscheinungen, keine Nervosität und keine Muskelkrämpfe.

An kalten Tagen bekamen die Matrosen Hirse

Im 19. Jahrhundert war es auf Handelsschiffen vielfach üblich, Hirse als Notproviant zu laden. Und zwar für besonders kalte Tage an Bord. Ein alter Seemannsspruch von damals lautete: »Hirse festigt die Knochen und Zähne und heizt dem Körper richtig ein!«

Als Mahlzeit – zumeist in Form eines Hirsebreis verabreicht – war Hirse weder zu Land noch zu Wasser sonderlich beliebt. Doch die Schiffsärzte kannten den Vorteil dieser Körnerfrucht.

- Matrosen, die Hirse bekamen, hatten kaum Hautkrankheiten oder Haarausfall.
- Sie klagten weniger über Zahnschmerzen und Zahnausfall und hatten kaum brüchige Fingernägel.
- An eiskalten Tagen war Matrosen, die fleißig ihre Hirse aßen, weniger kalt. Durch Hirse holt sich nämlich der Körper mehr Licht und Wärme aus der Umwelt.
- Hirseesser waren nicht nur seltener krank, sondern auch fröhlicher als andere.

Der Schiffskoch servierte Hirse meist als Brei, aber auch wie Reis gedünstet oder als Auflauf.

Wie wichtig Hirse in manchen Seefahrerkreisen eingeschätzt wurde, zeigt ein alter Seemannsbrauch: Wenn ein Matrose heiratete, schütteten seine Freunde der Braut Hirsekörner in die Schuhe und bewarfen sie mit Hirsekörnern, wenn sie aus der Kirche kam. Damit wünschten alle Hochzeitsgäste Kindersegen, Gesundheit und ein langes, glückliches Leben.

Heute weiß man, warum Hirse für Männer auf hoher See so gesund war und weshalb auch wir in unserer modernen Zivilisation diese Nahrung so sehr brauchen:

- Hirse enthält hochwertiges Eiweiß.
- Sie liefert uns reichlich die Mineralien und Spurenelemente Kalzium, Kalium, Magnesium, Eisen und Phosphor.
- Hirse versorgt den Körper mit lebenswichtiger Kieselsäure, sie fördert den Knochenbau, gesunde Zähne und eine jugendliche Haut.
- Der hohe Hirse-Fluorgehalt wirkt sich ebenfalls positiv auf Nägel und Haare aus.
- Hirse enthält viel Vitamin B 1.

Beim Wassersport und auf längeren Jachtreisen raten internationale Ernährungsphysiologen auch heute zu reichlichem Hirse-Genuß.

Die chinesische Schiffahrt entdeckte die Keime

Im Rahmen der gesunden Ernährung wird immer wieder davon gesprochen, daß das wertvollste und sauberste Gemüse ohne schädliche Umweltbelastung zu Hause in der Küche gezogen werden kann. Gemeint sind damit die Sprossen und Keime aus verschiedenen Getreidesorten oder Samenkörnern. Keime und Sprossen liefern dem Organismus wertvolle Mineralien, Spurenelemente und Vitamine.

Das ist keineswegs nur eine Erkenntnis der gesunden Vollwerternährung, sondern uraltes Gedankengut, das wir der Schiffahrt verdanken. Und zwar entdeckten Chinesen die Vitalkraft der Keime und Sprossen auf dem Wasser, seither werden auf chinesischen, indischen und japanischen Schiffen Keime und Sprossen zur Förderung von Kraft und Gesundheit fleißig gezogen und gegessen.

Schon 3000 Jahre vor Christi Geburt kannte man in China die Sprossen und Keime als Gesundheits-Symbole in der Nahrung. Der chinesische Kaiser Seng-Nung berichtete seinem Volk sogar schriftlich von der segensreichen Entdeckung und Wirkung der Sprossen. In seinem Buch findet man eine eigene Geschichte darüber. Die übersetzte Original-Textstelle lautet:

»Da waren ein paar chinesische Bauern mit einem großen Schiff auf dem Jangtsekiang-Fluß unterwegs. Sie wollten neues Ackerland suchen und sich dort ansiedeln. Deshalb hatten sie Säcke und große Behälter mit Sojabohnen mit.

Die Darstellung altchinesischer Völker:
Schon 3000 Jahre vor Christi Geburt kannte man in Asien die gesundheitliche Bedeutung von Sprossen und Keimen bei Wasserreisen.

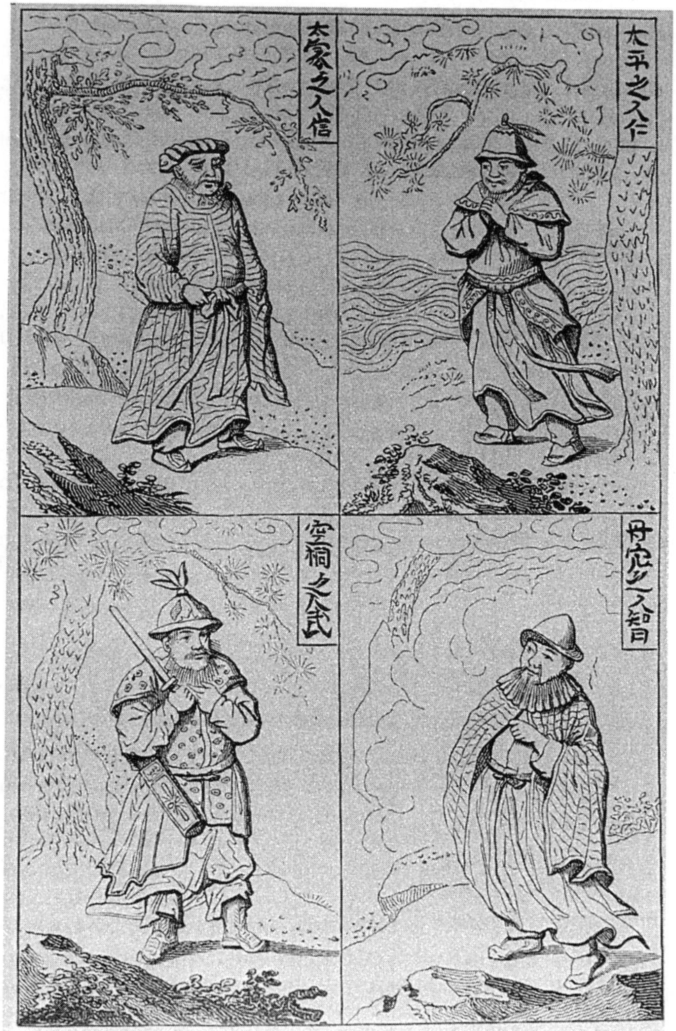

Nach wochenlanger Fahrt gerieten die Männer in eine Stromschnelle und kämpften verzweifelt gegen die Fluten, gegen Wind und Wetter. Sie retteten sich auf eine Landzunge, hatten Hunger, Todesangst und keine Eßvorräte mehr. Da beschlossen die Bauern, die Sojabohnen von ihrem gekenterten Schiff auf die Landzunge zu holen und sie zu verzehren. Doch sie glaubten zuerst, daß sie die Bohnen nicht essen konnten und ins Wasser schütten müßten. Denn die Bohnen hatten durch die Nässe bereits zu keimen begonnen. Gequält vom Hunger griffen die Männer auf dem gestrandeten Schiff dennoch nach diesen ihrer Meinung nach wertlosen und verdorbenen Sojabohnen und aßen sie roh. Und da geschah ein Wunder: Die Keime

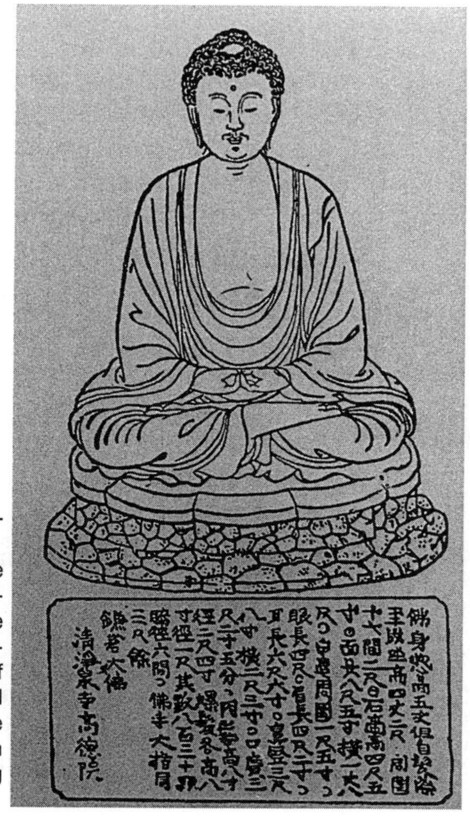

Chinesische Darstellung des Buddha: Schon er lobte die Kraft gekeimter Getreidekörner für die Gesundheit des Menschen, der – wie es auf dem Wasser der Fall war – nicht die Fülle der Naturprodukte an Land zur Verfügung hat.

schmeckten äußerst köstlich und erinnerten an den Geschmack von frischen Nüssen. Außerdem verspürten die Männer plötzlich wieder ungeheure Kräfte, machten das Schiff wieder fahrbereit und kamen doch noch an ein schönes Stück Land, wo sie ein neues Leben begannen.«
Von da ab wurden Keime und Sprossen – vorerst nur von Sojabohnen – zu einer beliebten Nahrung für Schiffsleute in China.
Heute weiß man, warum Keime und Sprossen so besonders gesund sind:

- Sie stellen eine wirkungsvolle Konzentration von Mineralien und Vitaminen dar.
- Ernährungsbedingte und stoffwechselabhängige Krankheiten können durch ihren regelmäßigen Genuß gebessert und geheilt werden. Bei den Seefahrern der Antike in asiatischen Gewässern galten Sprossen und Keime daher mit Recht als »Wunderspeise« und »Geschenk der Götter«.
- Sprossen und Keime werden in den USA sogar als Ernährung gegen den Krebs eingesetzt, weil sie zur giftfreiesten und umweltfreundlichsten Ernährung unserer Zeit gehören.

Man kann sich den Wert der Keime und Sprossen folgendermaßen klarmachen: Da ist zuerst ein Samenkorn, der Urzustand einer Pflanze. Dieses Samenkorn wird befeuchtet und bereitet sich auf das Entstehen einer neuen, eigenen Pflanze vor. Schon deshalb sitzen hinter der Schale des Samenkorns große Reserven. Wenn sich jetzt das Samenkorn auf sein Wachstum vorbereitet und die ersten Keime zeigt, dann kommt es zu geheimnisvollen Vorgängen, die durch Enzyme bewirkt werden. Es beginnt ein spezieller Stoffwechsel. Die im Samen gespeicherten Grundsubstanzen werden zu Vitaminen, Mineralien, Proteinen, Spurenelementen und Kohlenhydraten, die den Keim ernähren. Und diese »Kraft- und Vitalbombe« nimmt der Mensch mit Sprossen und Keimen zu sich.
Beispielsweise steigt der Vitamin-C-Gehalt im Luzerne-Samen beim Keimen in den ersten 72 Stunden um – 500 Prozent! Der Vitamin-A-Gehalt steigt um 300 Prozent, der Vitamin-E-Gehalt um 33 Prozent.
Früher haben die chinesischen Seeleute an Bord nur Sojabohnen zum Keimen gebracht. Auch heute noch wird das Keimen auf Schiffen im asiatischen Raum besonders kultiviert, um den Männern frische Kost zu garantieren. Allerdings werden auch andere Keime hergestellt: aus Kichererbsen, Weizen, Kressesamen, Luzernesamen, Linsen und Sonnenblumen, manchmal auch Bockshornkleesamen.
Wer zu Hause oder vielleicht auf der eigenen Jacht Keime und Sprossen züchten möchte, um seinem Körper besondere Naturkräfte zuzuführen, der sollte wissen:

- Die grüne Sojabohne, die zum Keimen verwendet werden muß, ist reich an Vitamin A und C sowie an Kalzium, Phosphor und Eisen.
- Sprossen an Kichererbsen enthalten viele Mineralien, viel Vitamin A und E und einen hohen Proteinanteil.
- Luzernesprossen liefern die Vitamine D, E, K und U, ferner Aminosäure, Phosphor, Eisen, Kalium, Kalzium, Magnesium, Natrium und Aluminium.
- Kresse-Sprossen sind reich an Vitamin A und C.
- In den Sonnenblumen-Keimlingen sind Phosphor, Jod, Eisen, Fluor, Kalzium, Magnesium, Zink, Kalium, Vitamin E und D gespeichert.
- Die Weizenkeime sind Spitzenlieferanten für die Vitamine C, B 1, B 2, E sowie für Eisen, Mangan, Niacin und Pantothensäure.
- Linsensprossen enthalten die Vitamine B, C und E, aber auch Phosphor und Eisen.
- Bockshornkleesamen-Sprossen sind besonders wertvoll durch ihren Gehalt an Vitamin A und C, an Enzymen, Eisen und Aminosäuren mit allen essentiellen Anteilen.

Wenn es auch zu Hause recht einfach ist, auf einem Teller, in einem Glas oder in einem Keimapparat aus dem Reformhaus all diese Sprossen und Samen zum Keimen zu bringen, so ist es an Bord schwieriger. Man muß nämlich die Sprossen zwölf bis vierundzwanzig Stunden in klarem Wasser einweichen, waschen und dann vier Tage lang bei Zimmertemperatur gießen, damit die Keime zu sprießen beginnen.
Schiffsmediziner vermuten, daß Keime und Sprossen von Chinesen und Japanern auf hoher See eingesetzt wurden, weil sie die Mannschaft ideal mit Vitamin C und Vitamin E versorgt haben. Das Vitamin C war die wichtigste Waffe

gegen Skorbut. Und Vitamin E – das weiß man heute aus der aktuellen Vitaminforschung – ist mit entscheidend für eine bessere Leistung des Menschen, für eine bessere Sauerstoffaufnahme in die Zellen, für die Stärkung des Immunsystem im Körper, für langsameres Altern und für eine Aktivierung von Leber und Lunge. Es hat sich herausgestellt, daß der Mensch bei größerer körperlicher Anstrengung – beispielsweise beim Segel- und Jachtsport – mehr Vitamin E braucht, gegebenenfalls durch die zusätzliche Aufnahme von Vitamin-E-Präparaten. Nachdem der bekannte Münchner Bergsteiger Prof. Dr. Karl Herrligkoffer im Sommer 1986 bei seiner Himalaya-Expedition im Karakorum-Gebiet im Optovit-E-Test nachgewiesen hat, daß Vitamin E bei körperlicher Belastung eine große gesundheitliche Hilfe für den Organismus ist, hat ein deutscher Jachtverein einen ähnlichen Versuch durchgeführt. Auch hier zeigte sich deutlich: Segler, die Vitamin E in Kapseln nahmen, hatten trotz härtestem Einsatz keinerlei gesundheitliche Probleme.

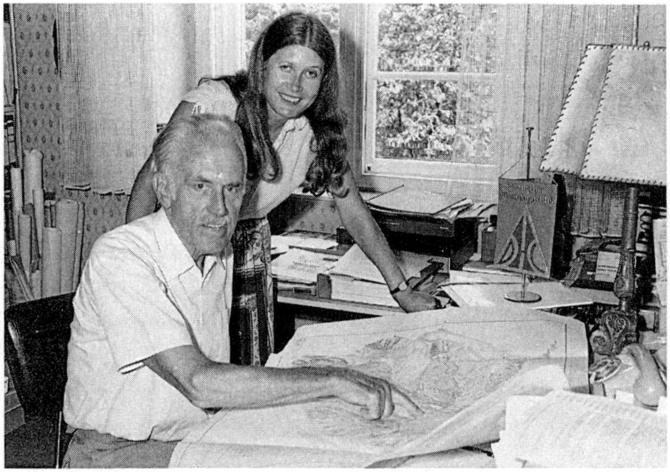

Prof. Dr. Karl Herrligkoffer und Frau Dr. Irene Schnass erbrachten im Sommer 1986 in einem spektakulären Test den wissenschaftlichen Beweis, wie wertvoll Vitamin E unter anderem auch für arbeitende Menschen an Bord ist.

3. Der Wein als Medizin an Bord

Alkohol an Bord hat im Laufe der Geschichte Schiffseignern und Kapitänen große Sorgen bereitet. Matrosen, die zuviel getrunken hatten, waren oft ein großes Problem. Dennoch soll nicht vergessen werden, daß der Wein an Bord in der Hand eines erfahrenen Koches oder Schiffsarztes in manchen Fällen erfolgreich als Medizin angewendet werden konnte. Schon der griechische Arzt Hippokrates bezeichnet den Wein als Heilmittel: als Stärkungsmittel bei

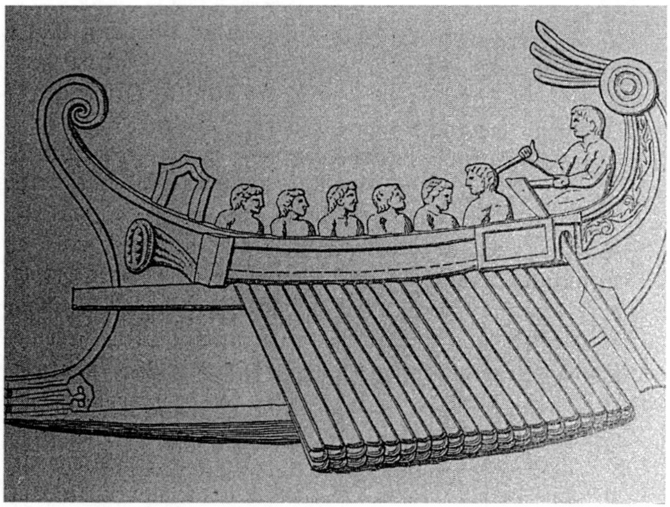

An Bord vieler griechischer Ruderschiffe wurde Wein als Heilmittel gegen Kopfschmerzen und Verdauungserkrankungen mitgeführt.

Rekonvaleszenz, gegen Kopfschmerzen, zur Erwärmung des Körpers. Sowohl im Arzneibuch des Dioskurides als auch in den Werken des Gaius Plinius Secundus, des Älteren, werden Weinrezepte für die Gesundheit aufgezeichnet. In der berühmten mittelalterlichen Schule von Salerno, in der auch Schiffsmediziner ausgebildet wurden, galt der Wein als Medizin. Und sogar die Heilige Hildegard von Bingen bekannte, daß Wein gut gegen Magenschmerzen, Verstopfung und Blutarmut sei.

An Bord galten in vielen Ländern im 18. und 19. Jahrhundert folgende Regeln:

- Wein wurde gegen Darm-Erkrankungen und zur Verdauung verabreicht.
- Man sprach schon damals davon, daß man mit Wein »das Blut flüssiger machen« könne. Man setzte den Wein also gegen die Gefäßverkalkung ein.
- Man bekämpfte mit Wein erfolgreich Seuchen an Bord.
- Gichtbeschwerden bei Matrosen konnten durch vermehrte Harnausscheidung eingedämmt werden.
- Die Atmung wurde angeregt.

Gelegentlich bekamen vom Schiffskoch oder vom Bordarzt schon Schiffsjungen Wein, wenn sie krank waren.
Aus alten Seemannsberichten ist heute bekannt, daß erfahrene Schiffsärzte in ihrer Apotheke ganz spezielle Medizinalweine mitführten und nur diese – und nicht den üblichen Trinkwein – zur Krankheitsbehandlung einsetzten. Wir wissen daher aus der Seefahrt:

- Baldrian-Wein wurde den Männern zur Beruhigung der Nerven und für einen besseren Schlaf in den oft unwirtlichen Gemeinschaftsunterkünften verschrieben.
- Wermut-Wein wurde den Matrosen gegen Gallenbeschwerden verabreicht. Die Schiffsjungen bekamen ihn, wenn sie keinen Appetit hatten.
- Ein spezieller Herzwein aus Kräutern wurde gegen Kreislaufbeschwerden ausgegeben.
- Artischocken-Wein galt als gutes Mittel gegen schlechte Verdauung.
- Chinaeisenwein gab der Schiffsarzt bei Blutarmut und bei schlechtem Appetit aus.
- Rosmarin-Wein bekamen die Männer für eine bessere Durchblutung und gegen Müdigkeit.
- Auf vielen Schiffen hielten die Ärzte oder Köche vielfach ihre selbstgebrauten und selbstgemischten Weine und Schnäpse für die Gesundheit bereit. Sie verwahrten die Rezepte dafür wie ein Heiligtum. Manchem sagte man nach, er hätte einen wahren »Wunderwein« an Bord, der viele Krankheiten »wegzaubern« könne.

4. *Salben und Medizintropfen an Bord*

Wein galt in der Schiffsapotheke natürlich nicht als die wichtigste Medizin. Beliebt waren in der Seefahrer-Zeit Salben und Tropfen, einige Hausmittel, die auch heute noch bei der Bevölkerung beliebt sind:

- Ringelblumensalbe setzten Schiffsärzte jahrhundertelang gegen Wunden, Hämorrhoiden und aufgesprungene Haut ein.
- Bei Brandwunden, Quetschungen, Verstauchungen, Erfrierungen und Zahnfleischblutungen half Hamamelis-Salbe.
- Gegen Herzbeschwerden wurde Rosmarin-Salbe auf der Brust eingerieben.
- Gegen Fußbeschwerden lag in der Schiffsapotheke Hirschtalgsalbe.
- Gegen Gichtschmerzen, rheumatische Beschwerden und Verstauchungen wurde damals bereits von den Schiffsärzten Propolissalbe aus dem Bienenstock eingesetzt. Sie bewährt sich auch heutzutage auf Luxusschiffen und Jachten als praktisches Hausmittel gegen Gelenk- und Rheumabeschwerden.
- Gegen äußere Entzündungen gab es Kamillensalbe, gegen Furunkel Zugsalbe.
- Beinwellsalbe war zur Wundheilung erfolgreich.
- Mit Propolistropfen aus dem Bienenstock gurgelte man gegen Halsschmerzen oder man trank ein paar Tropfen in Wasser gegen Magenschmerzen.
- Hoffmannstropfen wurden um die Jahrhundertwende vor allem auf Passagierschiffen gegen Ohnmachtsanfälle angewendet. Es handelt sich dabei um eine Kombination von Weingeist und Äther.
- Japanisches Heilpflanzenöl war immer schon bei Seeleuten ein probates Mittel gegen Erkältungskrankheiten und zur Reinigung der Atemwege.
- Auch die Schwedenbitter-Tropfen gibt es schon lange in der Seemans-Medizin. Sie galten als Allheilmittel gegen Blähungen, Durchblutungsstörungen, Magenschwäche und Verdauungsstörungen.

Als 1826 die Klosterfrau Maria Clementine Martin aus Brüssel von Napoleon vertrieben wurde und in einem düsteren Gewölbe in Köln ihren Melissengeist herstellte, eroberte diese Flüssigkeit aus den Kräutern Melisse, Alant, Galgant, Nelken und Engelwurz auch die Schiffsmedizin. Viele Schiffsköche, aber auch Bordärzte, versorgten die Matrosen mit jeweils zwei Teelöffel Melissengeist im Tee gegen Erkältungskrankheiten, Muskelbeschwerden, Abgeschlagenheit, Nervosität, Schlafstörungen, Muskelkater, Zahnfleischentzündungen und Erschöpfung. Der deutsche Schiffsarzt Dr. Arnold von Schlüther schrieb im Jahr 1892: »Auf hoher See hat der Melissengeist der Klosterfrau aus Köln seine größte Bewährungsprobe bestanden . . .!«

Die Klosterfrau Maria Clementine Martin aus Brüssel, die von Napoleon vertrieben wurde, erfand in einem Kellergewölbe in Köln das Rezept des Melissengeistes, der sich als Naturarznei an Bord gegen viele Beschwerden bewährte und vielfach von Bordärzten gelobt wurde.

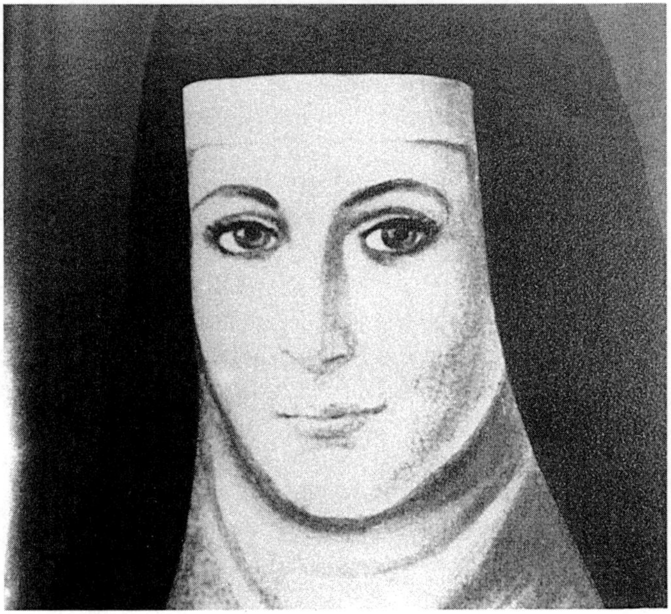

III. Teil *Erste Hilfe und andere gesundheitliche Maßnahmen an Bord*

Wie die Bordapotheke vorbildlich eingerichtet sein soll und was man wissen muß, wenn plötzlich Krankheitsfälle auftreten.

Eine Bordapotheke muß sein

Wer mit einem Boot oder einer Jacht auf größere Fahrt geht, hat die Verpflichtung, im Interesse seiner eigenen Gesundheit und der Gesundheit seiner Passagiere eine Bordapotheke einzurichten.

Bei einer Bordapotheke muß man folgendes wissen und beachten:

Zumindest eine kleine Apotheke darf auf keinem Wasserfahrzeug fehlen. Im Notfall genügt ein kleiner Verbandskasten, wie ihn jeder Autofahrer bei sich haben muß.

An sich ist der Schiffsführer verpflichtet, eine umfangreichere Bordapotheke einzurichten. Dabei kommt es sehr darauf an, wie lange die Reise dauert. Außerdem ist die Anzahl der Passagiere maßgebend. Wenn kein Arzt an Bord ist, so muß jedem Medikament, jedem Naturheilmittel in der Apotheke eine ausführliche Beschreibung über Einnahme, Wirkung und Nebenwirkung beiliegen.

Am besten eignet sich für die Bordapotheke ein Hängewandschrank aus Kunststoff. Er soll verschlossen sein, damit Kinder nicht an den Inhalt herankönnen. Ein Wandkasten ist deshalb praktischer als beispielsweise eine Lade, weil der Inhalt übersichtlicher und besser entnehmbar ist.

Die Bordapotheke muß an einem besonders trockenen, sauberen Ort untergebracht sein, also nicht im WC oder in der Küche.

Für eine dreiköpfige Besatzung sollte sich in der Bordapotheke folgendes befinden: 3 Mal 1/4 Meter Verbandmull, entkeimt, als Wundauflage; je 3 Mullbinden festkantig – in 4,6 und 8 Zentimeter Breite – zum Festbinden von Wundauflagen; 1 elastische Binde, am besten 8 bis 10 Zentimeter breit; je 2 Momentverbände; 1 Verbandspäckchen in der Größe 2, 3 und 4, entkeimt; 1 Päckchen Zellstoffkompressen zum Aufsaugen stärkerer Blutungen; 1 Rolle Heftpflaster, zwei Zentimeter breit; 1 Wundschnellverband von 6 Zentimeter Breite; 1 Packung Schnellverband; 50 Gramm Verbandwatte; 1 Dreiecktuch, das man auch als Knebelverband bei Schlagaderblutungen verwenden kann; einige Verbandsklammern; 2 Brandbinden, imprägniert und steril.

Folgende Grundarzneimittel sollten sich in der Bordapotheke befinden: ein Abführmittel, ein Beruhigungsmittel wie beispielsweise Baldriantropfen, ein Kamillenpräparat für Magenschmerzen, schmerzstillende Mittel, Tabletten gegen Durchfall, Wundbenzin zum Reinigen der Pflasterreste, Wasserstoffsuperoxyd, am besten dreiprozentig, für die direkte Wundversorgung, ein Wund-Desinfektionsmittel, am besten aus 70prozentigem Alkohol, eine schmerzstillende Einreibung, ein antiseptisches Wundpulver für flächige, nässende, aber nicht zu stark blutende Wunden.

An medizinischen Geräten braucht man in der Bordapotheke eine Schere, ein Fieberthermometer, eine Pinzette, eine birnenförmige Gummispritze für Klistiere und Spülungen.

Folgende Kräutertees sollten sich für eine Naturheilbehandlung in der Bordapotheke befinden: Zinnkraut-Tee gegen Husten, Hagebutten-Tee gegen Erkältungen, St. Germain-Tee gegen Blähungen und Verstopfung, Salbei-Tee gegen Entzündungen im Rachen und Mundraum, Pfefferminze-Tee gegen Verdauungsstörungen, Baldrianwurzel-Tee gegen Schlafstörungen, Fenchel-Tee gegen Durchfall, Käsepappel-Tee gegen Magenerkrankungen, Lindenblüten-Tee gegen Erkältungen, Rosmarin-Tee gegen Müdigkeit, Kamillen-Tee gegen Magenbeschwerden, Johanniskraut-Tee gegen Nervosität, dazu ein Blasen-Tee und ein Blutreinigungs-Tee.

Gegen Seekrankheit gibt es Ingwerwurzelstücke aus der Drogerie zum Kauen und eine Reihe von Dragees. Am besten aber haben sich die neu entwickelten Superpep-Reise-Kaugummi-Dragees auf hoher See bewährt. Sie haben große Vorteile: Im Gegensatz zu anderen herkömmlichen Präparaten wird der Körper mit nur 20 Milligramm der Substanz Dimenhydrinat versorgt, weil der Kaugummi diese Substanz direkt an die Mundschleimhäute abgibt. Außerdem genügt es, so ein Dragee erst dann einzunehmen, wenn man die ersten Anzeichen der Seekrankheit verspürt. Messungen haben ergeben, daß keine Müdigkeitserscheinungen und Konzentrationsstörungen auftreten. Die Tüchtigkeit am Steuer einer Jacht beispielsweise – so konnte im Test erwiesen werden – wird nicht beeinträchtigt.

Als sinnvolle Ergänzung zu einer mitunter weniger vitalstoffhaltigen Kost auf längeren Reisen auf dem Wasser sollte man in der Bord-Apotheke einige besonders wichtige Vitamin-Präparate aufbewahren: Vitamin-C-Brausetabletten gegen Erkältungen, Multi-Vitamin-Kapseln zur allgemeinen Kräftigung des Körpers und gegen Vitamin-Mangelerscheinungen, Vitamin-C-Tabletten mit Calcium; und vor allem Optovit-E-Kapseln für den Schutz des Organismus bei höherer körperlicher Belastung, zur besseren Sauerstoffauswertung als Unterstützung für Muskel und Bindegewebe, speziell beim Segelsport.

Ebenfalls gegen Mineralienmangel bei reduzierter Frischkost an Bord empfiehlt es sich, in der Bord-Apotheke einige Mineralpräparate mitzunehmen, am besten Brausetabletten, etwa Biolectra-Magnesium und Biolectra-Calcium, die sich auf hoher See im Test besonders bewährt haben.

Es ist wichtig, daß man im Umgang mit der Bordapotheke auch einige Regeln beachtet:

- Lesen Sie immer vor Gebrauch eines Medikamentes oder eines Naturheilproduktes die Gebrauchsanweisung durch.
- Nehmen Sie niemals im Dunkeln etwas aus der Bordapotheke. Die Verwechslungsgefahr unter den einzelnen Präparaten ist sehr groß und kann gefährlich werden.
- Lassen Sie die Arzneien und Produkte immer in den Original-Packungen. Füllen Sie niemals etwas in andere Gefäße um.
- Kontrollieren Sie die Bordapotheke regelmäßig. Medikamente und auch Kräuter haben Ablaufdaten. Bei Kräutern erkennt man die Wirkungslosigkeit daran, daß sie nicht mehr riechen. Nach einem Jahr etwa verlieren sie ihren gesundheitlichen Wert.
- Kontrollieren Sie vor jedem Auslaufen, ob die Bordapotheke in Ordnung ist oder ob sie etwas nachkaufen müssen. Sie müssen immer damit rechnen, daß Sie im Falle einer Erkrankung in einem fremden Hafen ihr gewünschtes Medikament nicht erhalten.
- Halten Sie in der Bordapotheke genaue Ordnung.
- Fragen Sie den Arzt oder Apotheker, ob Sie das eine oder

andere Medikament nicht im Eisschrank transportieren sollten. Es gibt Präparate, die in warmen Gegenden bei etwa 35 Grad Celsius bald verderben.
- Achten Sie darauf, daß Sie sich vor Beginn einer Seereise vom Arzt mit speziellen Medikamenten versorgen lassen, sofern Sie ein bestimmtes Leiden behandeln müssen.
- Wenn Kinder an Bord sind, müssen auch entsprechend milde, wirksame Medikamente bereitstehen.
- Wenn ein Krankheitsfall auftritt, darf man nicht die Nerven verlieren. Überlegen Sie, wenn kein Arzt dabei ist, genau, was Sie tun müssen. Nicht überstürzt handeln. Das kann dem Patienten unter Umständen sehr schaden.

Gesundheitliche Maßnahmen vor der Seereise

Bevor Sie auf Ihrer eigenen Jacht, als Gast auf einem fremden Boot oder einem Luxusschiff eine Reise antreten, sollten Sie im Interesse Ihrer Gesundheit einiges beachten:

- Suchen Sie Ihren Arzt auf und lassen Sie sich gründlich untersuchen.
- Informieren Sie ihn genau über die Art und das Ziel Ihrer Seereise. Hören Sie auf ihn, wenn er irgendwelche Bedenken hat.
- Fragen Sie ihn, wie Sie sich speziell verhalten sollen.
- Erkundigen Sie sich rechtzeitig, ob Sie irgendwelche Impfungen durchführen müssen, und wenn nicht, ob er Ihnen aus Sicherheitsgründen rät, sich mit bestimmten Impfungen abzusichern.
- Wenn Kinder mitreisen, sollten Sie vorher in jedem Fall einen Kinderarzt aufsuchen.
- Gehen Sie unbedingt zu einem Zahnarzt. Gegen Zahnschmerzen haben Sie auf hoher See kaum Behandlungs-Chancen.
- Sie sollten niemals ohne Tetanus-Impfung auf eine längere Seereise gehen. Man bekommt auf einer Jacht leicht kleine Verletzungen oder Brandwunden. Die Gefahr für einen Wundstarrkrampf ist groß.
- Wenn Sie in Länder reisen, in denen Malariagefahr besteht, dann vergessen Sie nicht das Moskitonetz.
- Achten Sie darauf, daß Sie einen einwandfreien Wassertank an Bord haben, damit Sie auf der Reise keine Trinkwasserprobleme bekommen. Spülen Sie vor Beginn der Seefahrt den Tank mit Trinkwasser, dem Sie Paracaporit – 50 Gramm auf einen Kubikmeter Wasser – zusetzen. Die Lösung sollte 24 Stunden im Tank bleiben. Danach entleeren, mit reichlich Trinkwasser nachspülen und dann erst mit Trinkwasser endgültig füllen.
- Für die Reise gibt es Filtergeräte für den Fall, daß das Wasser trüb und verschmutzt wird.
- Wasser, das nicht mehr ganz einwandfrei erscheint, muß unbedingt abgekocht werden.
- Waschen Sie sich vor jeder Mahlzeit oder vor der Zubereitung der Mahlzeit gründlich die Hände.
- Essen Sie an Bord nur geschältes Obst und Gemüse.
- Meiden Sie Gerichte aus rohem Fleisch und rohem Fisch.
- Kochen Sie Milch unbedingt ab.
- Wenn Sie in Ihrem Vorrat eine Konservendose mit gewölbtem Deckel vorfinden, dürfen Sie den Inhalt nicht essen; er ist mit Sicherheit verdorben.
- Speisen, die Schimmelpilz aufweisen, müssen insgesamt vernichtet werden.
- Meiden Sie regelmäßigen und übertriebenen Alkoholkonsum an Bord. Er beeinträchtigt Ihre Gesundheit. Es ist hinlänglich bekannt, daß Alkohol in heißer Sonne und bei großer Hitze dem Körper besonders schadet. Wenn man alkoholisiert ist, besteht größere Unfallgefahr, und wenn etwas passiert, so sind Geistesgegenwart und Reaktionszeit beeinträchtigt.

Die wichtigsten Erste-Hilfe-Maßnahmen an Bord

Wenn es zu einer Verletzung oder zu einem unvorhergesehenen Unfall auf einem Boot oder einer Jacht kommt, sollte man genau wissen, was zu tun ist, um eine Panik zu vermeiden. Einer der Passagiere sollte mit einfachen Erste-Hilfe-Maßnahmen vertraut sein.

Das Versorgen einer blutenden Wunde

Wenn eine Wunde stark zu bluten beginnt, holen Sie aus der Bordapotheke einen einfachen sterilen Verband. Bedekken Sie damit die Wunde, schnüren Sie sie aber nicht ein. Auf diese Weise bringen Sie die Blutung am besten zum Stillstand.

Wenn hellrotes Blut in starkem Strahl aus einer Wunde austritt, blutet eine Schlagader. In diesem Fall müssen Sie den verletzten Körperteil hochheben und einen Druckverband auf die blutende Wunde aufbringen, indem Sie den Körperteil umwickeln. Auf diese keimfreie Auflage der Wunde legt man am besten ein Kissen oder ein zusammengefaltetes Tuch, darüber wickelt man eine Binde. Hört die Wunde dann immer noch nicht zu bluten auf, dann muß die Schlagader herzwärts der Wunde mit zwei, drei Fingern abgedrückt werden. Die betreffenden Stellen befinden sich an der Schläfe, am Kiefer, am Hals, beim Schlüsselbein, am Arm und am Bein.

Der Transport eines Verletzten

Wenn einer der Passagiere verletzt wurde, einen Unfall hatte oder in Ohnmacht gefallen ist, muß man ganz bestimmte Griffe anwenden, um ihn rasch und sicher in die Kajüte zu bringen:

- Man stellt sich hinter den Verletzten und greift ihm unter die Arme.
- Dann hebt man ihn im Kopf- und Nackenbereich hoch.
- Der Verletzte sollte in dieser Position seinen Kopf auf den Unterarmen des Helfers abstützen können.
- Jetzt zieht der Helfer den Verletzten vorsichtig im Rückwärtsgang von Deck.
- Ist ein zweiter Helfer zur Stelle, kann er vorn die Beine des Verletzten aufnehmen, so daß beide Helfer den Verletzten von Deck tragen können.

So muß der Verletzte hingelegt werden

Es genügt nicht, den Verletzten einfach in der Kajüte hinzulegen. Man muß dabei eine ganz bestimmte Haltung beachten, denn eine falsche Lagerung kann den Tod des Betroffenen bedeuten.

Knien Sie sich seitlich neben dem Verletzten hin und heben Sie die Ihnen zugewandte Gesäßseite an. Schieben Sie den Ihnen zugewandten Arm des Betroffenen unter das Gesäß. Dann winkeln Sie das Ihnen zugewandte Bein des Verletzten an. Jetzt nehmen Sie ihn an Schulter und Hüfte und rollen ihn in die Seitenlage. Der Kopf muß leicht in den Nacken gebeugt werden. Die freiliegende Hand wird unter das Gesicht geschoben. Nur so können die Atemwege freibleiben. Der unter dem Körper liegende Arm wird vom Körper nach hinten weggezogen. Jetzt liegt der Verletzte sicher und fest und kann sogar allein gelassen werden. Diese Lage ist günstig bei Bewußtlosigkeit, Kopfverletzungen, Erbrechen und Blutungen aus dem Mund und aus der Nase. Wenn der Betroffene schwere Atemnot hat – etwa bei einer Verletzung des Brustkorbes –, dann muß man ihn mit dem Oberkörper in sitzender Stellung gegen die Wand lehnen. Bei schweren Bauchschmerzen oder bei einer Verletzung im Bauchbereich legt man den Betroffenen auf den Rükken, schiebt ihm ein Kissen oder eine Decke in den Nacken, stellt ihm die Beine angewinkelt auf und stützt mit einer Decke oder einem festeren Gegenstand seine Knie ab. Man sollte darauf achten, daß der Verletzte in einen Teil des Schiffes gebracht wird, der auch bei hohem Seegang am ruhigsten ist. Kann man solch einen Ort nicht finden, so muß der Betroffene unter Umständen angebunden werden, damit er nicht umhergeworfen wird oder wegrollt. Das ist besonders bei Bewußtlosen sehr wichtig.

- In jedem Fall muß man dem Verletzten oder Bewußtlosen die Kleider lockern oder öffnen, im Notfall aufschneiden.
- Der Verletzte braucht Wärme und muß daher zugedeckt werden.
- Setzen Sie sich zu dem Verletzten und sprechen Sie beruhigend auf ihn ein. Die seelische Betreuung ist besonders wichtig.

So führt man eine Wiederbelebung durch

Kommt es bei einem Unfall zu Atemstillstand oder gar Herzstillstand, muß sofort etwas unternommen werden, um das Leben des Betroffenen zu retten. Atemstillstand und Herzstillstand müssen binnen drei Minuten behoben werden. Danach sterben auf Grund der Sauerstoffzufuhr-Unterbrechung Gehirnzellen ab.

So erkennt man einen Atemstillstand: Der Betroffene bewegt seinen Brustkorb nicht mehr. Er ist bewußtlos. Seine Haut bekommt eine blaue Färbung, die Pupillen weiten sich.

Und so erkennt man den Herzstillstand: Die Atmung steht still, die Pupillen weiten sich ebenfalls. Man fühlt keinen Puls und hört keine Herztöne.

In beiden Fällen muß in folgender Reihenfolge sofort eingeschritten werden:

Reinigen Sie die Mundhöhle des Verletzten von Schmutz und Blut; nehmen Sie gegebenenfalls sein künstliches Gebiß heraus. Strecken Sie seinen Kopf weit nach hinten und schieben Sie den Unterkiefer vor, damit der Zugang zur Luftröhre freigegeben wird.

In harmloseren Fällen beginnt der Verletzte schon nach dieser Maßnahme wieder zu atmen. Wenn nicht, muß er künstlich beatmet werden: Entweder beatmen Sie den Verletzten mit Ihrem Mund durch seine Nase. Sie blasen ihm dabei in der Minute 13- bis 18mal Luft ein. Nach jeder Beatmung müssen Sie aber den Kopf heben und beobachten, wie sein Organismus auf die Beatmung reagiert. Man kann auch von Mund zu Mund beatmen. Dabei wird dem Verletzten die Nase zugehalten. Auch dabei muß man einem Erwachsenen pro Minute 13 bis 18 Atemstöße zuführen. Bei Kindern müssen es etwa 24 sein.

Im Falle eines Herz-Kreislauf-Stillstandes muß eine Herzdruckmassage durchgeführt werden. Man beugt sich über den Verletzten und drückt mit gestreckten Armen und beiden übereinanderliegenden Handballen auf den Herzdruckpunkt. Wenn zwei Helfer zur Stelle sind, kann einer die Herzdruckmassage, der andere in der Zeit eine Mund-zu-Mund-Beatmung durchführen. Ist man allein mit dem Verletzten, muß man zunächst zweimal beatmen, dann die Herzmassage durchführen und das dann wiederholen, bis man Erfolg hat. Bei einem erwachsenen Menschen sind meist 60 bis 75 Herzmassagen notwendig.

Bei ersten Erfolgs-Anzeichen verengen sich die Pupillen des Verletzten wieder. Trotzdem muß man weitermachen. Man darf erst wieder aufhören, wenn Atmung und Puls normal funktionieren.

So verfährt man mit einem Unterkühlten

An Bord einer Jacht ist es leicht möglich, daß es bei schlechten Wetterverhältnissen oder nach einem Sturz ins Wasser zu Unterkühlung kommt. In diesem Fall sind folgende Maßnahmen erforderlich:

- Der Passagier muß sofort von Deck ins Innere der Jacht gebracht werden. Er soll nicht weiter Wind, Wasser und Wetter ausgesetzt sein.
- Ziehen Sie ihm trockene Kleider an und wickeln Sie ihn in eine warme Decke.
- Stecken Sie ihm, wenn vorhanden, eine elektrische Heizdecke an oder legen Sie ihm eine Wärmflasche unter die Decke.
- Massieren Sie ihn leicht.
- Geben Sie ihm in kleinen Schlucken ein heißes, mit Honig gesüßtes, alkoholfreies Getränk. Das dürfen Sie aber bei einem Bewußtlosen nicht tun.
- Man darf einen unterkühlten Passagier erst allein lassen, wenn er wieder seine normale Körpertemperatur von etwa 36,5 Grad Celsius hat.

So helfen Sie einem Ertrinkenden

- Holen Sie den Verunglückten aus dem Wasser und sorgen Sie dafür, daß durch Pumpbewegungen das Wasser aus Lunge und Magen herausgeholt wird.
- Dann machen Sie Wiederbelebungsversuche durch Mund-zu-Mund-Beatmung.
- Steuern Sie den nächsten Hafen an und sorgen Sie dafür, daß der Betreffende ärztlich untersucht wird.

So hilft man bei Erstickungsgefahr

Gelegentlich kann durch Verschlucken von Fremdkörpern oder Speisestücken Erstickungsgefahr auftreten. In diesem Fall muß man sofort eingreifen:

- Öffnen Sie dem Betreffenden den Mund.
- Schieben Sie ihm ein zusammengeballtes Tuch zwischen seine Zähne, damit er – in Panik – nicht zubeißen kann.
- Versuchen Sie den Fremdkörper mit dem Finger herauszuziehen.
- Drücken Sie den Oberkörper des Erstickenden weit nach vorn und klopfen Sie ihm fest auf den Rücken, am besten mit der Faust oder mit der flachen Hand. Auf diese Weise wird der Fremdkörper oft herausgepreßt oder ausgehustet.
- Nach dieser Ersten Hilfe sollte der Betreffende möglichst bald ärztlich untersucht werden.

So behandelt man einen Passagier mit Schock

Ein Schock kann nach einem Unfall oder nach einer Verletzung entstehen.
Wenn jemand einen Schock erlitten hat, erkennt man das deutlich an seiner blassen, bläulich gefärbten, feuchten und kühlen Haut. Der Puls ist schwer spürbar und geht schnell. Die Atmung verläuft schwach, der Betreffende wirkt ängstlich und ist voller Unruhe.
Bei Schock wird der Passagier speziell gelagert, damit Gehirn, Herz und Lunge reichlich durchblutet werden. Man hält ihm einige Minuten lang die Beine hoch.
Wenn er bei Bewußtsein ist, legt man ihn auf den Rücken, so daß der Kopf tiefer, die Beine aber höher gelagert sind. Bei schweren Verletzungen von Brustkorb, Schädel und bei Herzproblemen darf diese Lagerung nicht vorgenommen werden.

- Der bewußtlose Passagier muß in Seitenlage gebracht werden.
- Decken Sie ihn mit einer warmen Decke zu.
- Wenn er bei Bewußtsein ist, darf er in kleinen Mengen mit Flüssigkeit versorgt werden, aber: keine kohlensäurehaltigen Getränke, keine Milchgetränke. Gut ist eine lauwarme Salzlösung: 1 Kaffeelöffel Salz und 1 Liter Wasser.
- Der Betroffene darf keinen Alkohol, kein Nikotin und kein Coffein zu sich nehmen.

So greift man bei Verbrennungen ein

Durch irgendeine Unachtsamkeit in der Kombüse oder durch unsachgemäßes Hantieren mit offenem Licht kann an Bord ein Brand entstehen oder ein Passagier kann Verbrennungen erleiden:

- Wenn der Passagier am ganzen Körper brennt, wirft man ihn schnell zu Boden und wälzt ihn dort, um die Flammen abzutöten. Oder man löscht die Flammen am Körper mit einer Decke. Wenn man einen Feuerlöscher einsetzt, muß man aufpassen, daß man dem Verunglückten nicht den Löschstrahl des Feuerlöschers ins Gesicht richtet. Das kann sein Augenlicht schädigen.
- Einen verbrannten Körperteil hält man schnell in kaltes Wasser oder – im Notfall – auch ins Meerwasser. Das schadet nicht. Man muß das zehn bis fünfzehn Minuten tun, bis die ersten Schmerzen nachlassen.
- Nach dem Kalt-Wasser-Bad bedeckt man die Wunden mit Brandwundverband aus der Bordapotheke. Im Notfall kann man auch saubere, weiße Tücher verwenden.
- Auf keinen Fall darf man die Brandwunden mit Salben, Ölen oder Puder behandeln.
- Danach wird der Betroffene zugedeckt, damit er es warm hat. Er sollte so liegen, daß er möglichst wenig Schmerzen verspürt.
- Bei Verbrennungen ersten und zweiten Grades – also bei schmerzhaften Hautrötungen und bei Blasenbildung – kann man an Bord behandeln. Bei Verbrennungen dritten Grades – wenn tiefgehende Verkohlungen und starke Blasenbildungen festzustellen sind – muß der Passagier so rasch wie möglich zu einem Arzt gebracht werden.

So hilft man einem Passagier bei Vergiftungen

Aus der Statistik ist hinlänglich bekannt, daß auf Jachten während der Sommerzeit häufig drei Arten von Vergiftungen vorkommen: Alkoholvergiftungen durch Überkonsum an Alkohol, Lebensmittelvergiftungen durch unsachgemäßen Proviant-Verzehr oder schlechte Nahrungsmittel und Medikamentenvergiftungen durch falsche Verwendung von Arzneien aus der Bordapotheke.

Es ist daher wichtig, über die Erste Hilfe bei Vergiftungen Bescheid zu wissen.

- Auf hoher See löst man ein bis zwei Eßlöffel Kochsalz in einem Liter Wasser auf und gibt sie dem vergifteten Patienten zu trinken.
- Danach steckt man ihm den Finger in den Mund und drückt ihn gegen die Rachenwand, damit er erbrechen muß.
- Der Betroffene sollte so lange Salzwasser trinken und erbrechen, bis das Erbrochene nur mehr aus klarer Flüssigkeit besteht.
- Diese Maßnahmen dürfen bei Bewußtlosen nicht durchgeführt werden.

Mitunter kommt es an Bord von Motorjachten auch zu Gasvergiftungen, wenn einer der Mitreisenden bei einer Panne zu lange im engen Motorraum arbeitet oder sich zu lange in einer ofenbeheizten Kajüte aufhält. Auch durch Propangas kann es zu Vergiftungen kommen. Der Betroffene hat schwere Kopfschmerzen an der Stirn oder an den Schläfen, starkes Herzklopfen und klagt über Übelkeit. Er leidet unter Schwindelanfällen und Augenflimmern.

- Bringen Sie ihn an die frische Luft.
- Lagern Sie ihn seitlich.
- Wenn nötig, machen Sie Wiederbelebungsversuche.

So versorgt man Hautverletzungen

Auch Hautverletzungen jeder Art sollten an Bord schnell behandelt werden:

- Kleine und glatte Schnittverletzungen sollte man nur steril verbinden und dann in Ruhe lassen.
- Ist die Wunde verschmutzt, muß man sie zunächst säubern. Man zieht dazu sterile Medizinhandschuhe an und holt mit einer Pinzette vorerst die großen Schmutzstücke aus der Wunde. Dann taucht man ein Stück Watte in eine Desinfektionslösung und reinigt die Wunde selbst sowie den Wundrand.
- Dann verbindet man mit einem frischen Verbandspäckchen aus der Bordapotheke die gereinigte Verletzung.
- Das Anlegen eines Verbandes sollte in einem speziellen Erste-Hilfe-Kurs gelernt werden. Ein Mitreisender sollte darüber Bescheid wissen.

So hilft man bei einem Knochenbruch

Ein Knochenbruch muß geschient und dadurch ruhiggestellt werden.
Es sollte zu diesem Zweck an Bord immer eine aufblasbare Armschiene und Beinschiene vorhanden sein. Sie bietet dem gebrochenen Glied Festigkeit, Wärmeisolierung und schonende Polsterung.
Behelfsmäßig kann man mit zusammengelegten Zeitungen, Pappkarton oder Holzleisten schienen, muß dabei aber unbedingt mit Stoffeinlagen die nötige Polsterung sicherstellen.

Erste Hilfe bei einem Asthmaanfall an Bord

Wenn ein Passagier von der typischen anfallartigen Atemnot – vor allem bei der Ausatmung – gequält wird, dann muß er mit aufrechtem Oberkörper in Sitzstellung gelagert werden.
Man sprüht ihm einen Asthma-Spray in den Mund, den man immer dabeihaben sollte, wenn Asthmakranke an Bord sind. Es sollten auch stets entsprechende Tabletten verfügbar sein.

Erste Hilfe bei Verblitzung an Bord

Wenn sich ein Passagier bei allzu starker, greller Sonneneinstrahlung eine Art Sonnenblindheit zuzieht, dann spricht man in der Seemannssprache von einer Verblitzung. Der Patient hat plötzlich Schmerzen in den Augen, ist lichtempfindlich, sieht kaum etwas und klagt über ständig tränende Augen. In diesem Fall muß er sofort unter Deck und sollte dort auch nach Möglichkeit einige Tage bleiben.

- Er sollte sich hinlegen und eine Beruhigungstablette nehmen.
- Alle zwei Stunden sollten seine Augen mit einer schonenden Augensalbe behandelt werden.
- Der Passagier braucht drei Tabe absolute Ruhe.
- Danach sollte er nur mit einer Sonnenbrille oder mit einer Schirmmütze an Deck gehen.

Erste Hilfe bei Gehirnerschütterung an Bord

Der betroffene Passagier – er ist entweder bewußtlos oder hat Bewußtseinsstörungen – muß seitlich gelagert werden. Bei besonders blasser Gesichtsfarbe ist es richtiger, ihn flach zu lagern. Er braucht mehrere Tage Bettruhe. Gegen Kopfschmerzen gibt man Tabletten.

Erste Hilfe bei Blutzucker-Ohnmacht an Bord

Bei einem Zuckerkranken an Bord muß man auf einen plötzlichen Ohnmachtsanfall vorbereitet sein. Dazu kann es bei schlechtem Wetter, falscher Nahrungsaufnahme oder durch zu viele Medikamente kommen. Der Kranke hat Angst, Schweißausbrüche, Herzklopfen und eine feuchte Haut. Setzen Sie ihm gezuckerten Tee vor oder geben Sie ihm ein Stück Würfelzucker zu essen.

Erste Hilfe bei einem Nasenbeinbruch an Bord

Bei einem Nasenbeinbruch hat der Patient meist eine starke Blutung; die äußere Nase ist im oberen Teil beweglich. Ist sie nicht verschoben, sondern gerade geblieben, dann genügen feuchte Umschläge.
Ist die Nase verschoben, muß man sie mit einem raschen, festen Daumendruck geraderichten.
Gibt es durch den Bruch eine offene Wunde, muß sie mit einem Klebeverband verschlossen werden.

Erste Hilfe bei Prellungen an Bord

Bei einer Prellung sollte der Körperteil mit der angeschwollenen Stelle und der meist blauverfärbten Haut ruhiggestellt werden. Behandeln Sie die Schwellung mit feuchtkalten Salzwasser-Umschlägen, die immer wieder erneuert werden sollten. Oder legen Sie einen Salbenverband an.

Erste Hilfe bei einem Schiffskoller

Das ständige Beisammensein auf kleinster Fläche an Bord einer Jacht kann bei besonders sensiblen Menschen nach längerer Zeit zum sogenannten Schiffskoller führen, besonders dann, wenn es zwischen den Passagieren zu Spannungen gekommen ist.
Der Betroffene hat Platzangst, ist unruhig und redet wirres Zeug. Er sollte mindestens zwei Tage im Bett bleiben und muß seelisch betreut werden.
Er braucht zur Beruhigung Baldriantropfen, Baldrian-Tee oder in schweren Fällen Valium-Tabletten.

Erste Hilfe bei einem Seeigel-Stich

Wenn jemand von einem Seeigel gestochen wird, treten schmerzende Wunden auf, denn die Stacheln des Seeigels bleiben mit ihren kalkigen Spitzen in der Haut stecken und brechen ab.
Bringen Sie den Patienten sofort ins Bett und reiben Sie den schmerzenden Hautbereich mit Betaisodona-Lösung ein. Versuchen Sie mit einer feinen Pinzette die Stacheln aus der Haut zu holen. Gelingt das nicht, kleben Sie auf die Haut Heftpflaster auf. Binnen weniger Tage wird darunter die Haut erweichen. Wenn man danach das Pflaster herunterreißt, löst man die abgebrochenen Stacheln aus der weichen Haut.
Anschließend muß die wunde Haut mit einer desinfizierenden Lösung abgewaschen und einige Tage verbunden werden.

Erste Hilfe bei Spinnenbissen an Bord

Wenn in einem tropischen Hafen oder in einem Mittelmeerhafen eine Spinne an Bord kriecht und nachts einen Passagier beißt, muß man sofort helfen können:
Man taucht die frische Bißstelle, die wie ein zarter Nadelstich aussieht, anschwillt und sehr schmerzt, in heißes Wasser. Meist lassen die Schmerzen sofort nach. Wenn die Schmerzen wiederkommen, muß die Heiß-Wasser-Therapie wiederholt werden.
Im nächsten Hafen muß ein Arzt aufgesucht werden.

Erste Hilfe bei Verrenkungen an Bord

Bei Verrenkungen spürt man den Knochen neben dem Gelenk; das Gelenk ist nur wenig bewegbar.
Bei Schulterverrenkungen und Fingerverrenkungen zieht man gleichmäßig und immer stärker werdend in Richtung der Knochenachse, dadurch kommt es zu einer Wiedereinrenkung.
Falls das nicht gelingt, muß die Verrenkung ruhiggestellt werden, am besten mit einer Schiene. Dann sollte so rasch wie möglich ein Arzt aufgesucht werden. Nicht eingerenkte Gelenke müssen binnen 12 bis 16 Stunden von einem Arzt versorgt werden, damit keine Schäden entstehen.

IV. Teil

Schiffs- und Seemannsheilkunde von Kopf bis Fuß

Die ungewöhnlichsten und besten Rezepte von Schiffsärzten, Kapitänen und Schiffsköchen aus vergangener Seefahrerzeit, die auch heute noch zu Wasser und zu Land angewendet werden können.

1. Barfußlaufen über Deck, Quendel unterm Seemannshut

Die besten Seemanns-Rezepte gegen Erkrankungen im Kopf-Bereich

Bartflechte
Jahrhundertelang gehörte der Bart bei vielen Seemännern einfach zum Beruf. Der Bart war sozusagen das Markenzeichen der Matrosen. Das hatte mehrere Gründe. Erstens sahen auch schon Schiffsjungen mit Bart älter und reifer aus. Außerdem war das Rasieren an Bord oft ebensowenig üblich wie das Waschen.

So entstand unter dem Bart mangels entsprechender Pflege häufig die gefürchtete Bartflechte. Unter den Barthaaren entzündete sich die Haut an manchen Stellen, schwoll an und rötete sich stark. Dann bildeten sich Eiterpusteln.

In solchen Fällen rieben sich die Matrosen Bart und Haut kräftig mit warmem Wasser ein, dem sie Apfelessig beimengten. Auf ein Liter Wasser kam ein Viertelliter Apfelessig. Wenn Bart und Haut wieder trocken waren, holten sich die Männer vom Schiffsarzt oder vom Koch Ringelblumensalbe und rieben die betroffenen Stellen damit ein. Heute kann man dazu auch eine Ringelblumentinktur aus der Apotheke verwenden.

Die Matrosen wuschen sich Haut und Bart aber auch mehrmals am Tag – meist alle zwei Stunden – mit Zinnkraut-Tee. Nachts legten sie sich eine Kompresse mit Zinnkraut-Tee an. Wirksam waren auch vor der Nachtruhe intensive Gesichtsdämpfe mit Zinnkraut-Tee. Dieser Prozedur schreiben viele Schiffsärzte der Jahrhundertwende eine besonders rasche Heilung zu.

Bei einer anderen Naturheilmethode gegen die Bartflechte wurden Bart und Haut mehrmals am Tag gründlich mit Salbei-Tee gewaschen.
In Hafenapotheken wurde eine eigene Kräuter-Teemischung gegen die Bartflechte angeboten: 2 Teile Pfefferminze, 3 Teile Sonnenhut, 1 Teil Thymian, 2 Teile Brennessel, 3 Teile Melisse und 4 Teile Wacholderbeeren. Von dieser Mischung wurden 2 Teelöffel mit einem Viertelliter kochendem Wasser überbrüht. Das Ganze mußte 15 Minuten ziehen, wurde dann durchgeseiht und schluckweise getrunken.
In sogenannten Badehäusern oder Badeanstalten in großen Hafenstädten des Mittelalters wurden mitunter in „medicinischen Badeabteilungen" Bäder im Holzfaß mit Heublumen gegen die Bartflechte angeboten. Während des Bades tauchten heißumschwärmte Bademädchen die Matrosen mit Bartflechte immer wieder mit Gesicht und Bart ins Wasser.

Haarausfall

Durch die oft einseitige Ernährung an Bord auf langen Seefahrten in der Zeit der großen Entdeckungsreisen litten Matrosen in Zusammenhang mit Mangelerscheinungen häufig an Haarausfall. Die Männer fürchteten sich davor, kahlköpfig oder mit schütterem Haar von einer Reise zurückzukommen. Wenn einer von ihnen merkte, daß ihm die Haare ausgingen, lief er meist erschrocken zum Schiffsarzt, zum Kapitän oder zum Schiffskoch und bat um Hilfe. Wenn sich in der Schiffsapotheke Brennesselsaft befand, rieben die Männer damit ihre Kopfhaut mehrmals am Tag ein, oder sie bekamen frischgebrauten Brennessel-Tee oder Birkensaft aus der Bordapotheke. In späteren Jahren war fast immer eine Flasche mit dem guten alten Franzbranntwein an Bord.
Ein tüchtiger Schiffskoch wußte immer Rat. Er schnitt Zwiebel in Scheiben und legte sie den Männern über Nacht ins Haar unter die Seemannsmütze. Manche banden sich die Zwiebelscheiben auch mit einem Tuch aufs Haar. Der Zwiebelsaft förderte das Wachstum der Haare.
Männer, deren Haare bereits stark ausgingen, bekamen Vollkornbrot, Haferbrei, Linsen, Buchweizen, Möhren und Weißkohl. Heute raten Naturheilexperten außerdem zu vermehrtem Konsum von Spargel, Hammelfleisch und Quark.
Nach einem uralten Seemanns-Rezept gegen Haarausfall übergoß man 10 Gramm getrocknete Eberraute-Blätter mit einem halben Liter kochenden Wassers, ließ das Ganze kurz ziehen, seihte es ab und rieb mit dieser Flüssigkeit die Kopfhaut ein.

An Bord mancher Schiffe lag eine selbstbereitete Salbe gegen Haarausfall auf Vorrat: Der Schiffskoch zerkleinerte vor dem Ankerlichten im Sommer grüne Walnüsse und ließ sie mit der gleichen Menge Schweinespeck in der Pfanne anbraten, der in kleine Stücke geschnitten wurde. Der Speck mußte braun werden. Dann wurden Speck- und Walnußstücke ausgepreßt. Diese Masse wurde gewogen und mit einem Viertel des Gewichts mit Bienenwachs verrührt. Dann füllte man die Salbe in Tiegel und lagerte sie an einem kühlen Ort unter Deck. Damit wurde dann bei Haarausfall die Kopfhaut einmassiert.
Viele Matrosen rieben sich die Kopfhaut mehrmals am Tag mit Klettenwurzelöl ein. Man kann es heute in der Apotheke kaufen.

Auch das intensive Kauen von getrockneten Pflaumen galt als wirksames Mittel gegen Haarausfall.
Um die Jahrhundertwende rührte man den Matrosen 1 Teelöffel Bierhefe in ein Glas warme Milch. Oder man wusch sich mehrmals am Tag die Haare mit besonders starkem Kamillen-Tee.
Oft findet man in Aufzeichnungen von Schiffsärzten den Hinweis, daß täglich eine Tasse schwarze Zuckerrohr-Melasse nützt. Diese Melasse kann man auch heute noch im Reformhaus kaufen.
Die einfachste Seemanns-Behandlung lief so ab, daß man jeden Morgen den Kopf mit kaltem Wasser übergoß und

dabei die Kopfhaut massierte. Dann wurde der Kopf mit einem Tuch trockenmassiert.

Wenn an Bord Brennessel-Essig vorhanden war, nahm man davon ein bis zwei Teelöffel in die Handfläche und rieb ihn ein. Dieser Brennessel-Essig wurde von tüchtigen Schiffsköchen selbstverständlich selbst zubereitet: Feingeschnittene Brennesselwurzeln wurden in eine Flasche gegeben.

Dann wurde starker Weinessig darübergegossen. Die Flasche mußte etwa vier Wochen in der prallen Sonne stehen. Dann war der Brennesselessig fertig.

Ein anderes Rezept: Eine Handvoll frischer Brennesselblätter und Brennesselstiele wurden in einem Liter Wasser und einem Liter Essig fünf Minuten gekocht. Mit dieser Flüssigkeit wusch man jeden zweiten Tag die Haare und rieb anschließend Klettenwurzelöl in den Haarboden.

Sehr beliebt war bei vielen Matrosen im norddeutschen Raum ein bewährtes Hausmittel: Man verrührte zwei Eidotter mit zwei Schnapsgläsern Spiritus. Damit rieb man das vorher befeuchtete Haar ein. Dabei entstand ein leichter Schaum, der nach einigen Minuten mit lauwarmem Wasser abgespült wurde. Die Behandlung wurde alle drei bis vier Wochen vorgenommen.

In einem französischen Schiffsarzt-Buch aus dem Jahr 1887 kann man nachlesen: »Man nehme eine weiche, saubere Bürste und bürste das Haar, das auszufallen droht, gegen den Haarstrich, und das mehrmals am Tag, zuerst von hinten nach vorn, dann von rechts nach links und von links nach rechts. Dabei sei darauf geachtet, daß es mit dem täglichen Stuhle des Matrosen seine Ordnung habe . . .«

Bei Matrosen im Mittelmeerraum gab es ein sehr beliebtes Rezept; es nannte sich Rum-Cocktail: Man mischte ein Eigelb, 5 Eßlöffel Olivenöl, 10 Eßlöffel Rum zusammen.

Damit massierte man zweimal in der Woche vor dem Schlafengehen die Haare und den Haarboden ein. Man erzählte sich, daß mancher Seebär auch davon einen Schluck genommen haben soll.

Schütteres Haar

Wenn das Haar bereits schütter war und sich mancher Matrose in Gesellschaft holder Weiblichkeit nicht mehr die Mütze abzunehmen getraute, sprang auch hier helfend ein medizinkundiger Kamerad oder der Arzt an Bord ein.

Er massierte mehrmals am Tag Rücken und Schulter der Männer. Heute weiß man, daß dies geschah, um die Durchblutung der Kopfhaut wieder anzuregen, auf die oft schütteres Haar zurückzuführen ist.

Die Männer steckten ihre nackten Füße mehrmals in der Woche in einen Eimer mit kaltem Seewasser. Parallel dazu ging zu Lande Pfarrer Kneipp gegen schütteres Haar mit morgendlichem Wassertreten an. Das hatte denselben Zweck.

In Hafenkneipen wurde ein spezielles Mittel gehandelt: 5 Gramm Kampfer, 2 Gramm Benzoetinktur, 200 Gramm Franzbranntwein wurden vermischt und zum Einreiben verwendet. Es gab auch eine Salbe zum Einreiben: Dazu wurden 8 Gramm Süßholzmandelöl, 6 Tropfen Bergamottöl, 2 Gramm Chinaextrakt, 24 Gramm Vaseline und 24 Tropfen Perubalsam verrührt.

Die Matrosen bekamen auch Weizenkeime zum Kauen. Heute werden in Reformhäusern Weizenkeimpräparate angeboten. Außerdem kann man Weizenkeimöl-Kapseln kaufen.

Die Seeleute wurden auch angewiesen, nur mit Mütze in die Sonne zu gehen und während des Landurlaubs möglichst viel Möhren, Zwiebeln, Knoblauch, Äpfel und Spinat zu essen.

Heute noch schwören Matrosen auf folgendes Rezept: Ein Eigelb, ein Teelöffel Rizinusöl, ein Eßlöffel Franzbranntwein und ein paar Tropfen Zitronensaft werden zu einem Brei verrührt. Dieser Brei wird auf die Kopfhaut aufgetragen, muß 10 Minuten lang einwirken und wird dann mit einer Flasche Bier abgespült. Danach wäscht man das Haar mit lauwarmem Wasser.

Gegen sprödes Haar rieben sich die Matrosen Propolis aus dem Bienenstock in die Kopfhaut ein. Die moderne

Kosmetikwissenschaft hat daraus gelernt und ein spezielles Propolis-Schampoo aus dem wertvollen Melbrosia-Propolis entwickelt.
Ein einfaches, natürliches Mittel der Matrosen gegen sprödes Haar: Man rieb die Kopfhaut abends mit Olivenöl, Rizinusöl oder mit Mandelöl oder auch mit allen drei Ölen zu gleichen Teilen ein. Auch ein Schuß Obstessig im Wasser bekämpfte bei der Haarwäsche sprödes Haar.

Gespaltene Haare

Bedingt durch die rauhe Seeluft, die mangelnde Pflege und die mangelhafte Vitaminzufuhr spalteten sich oft die Haare der Matrosen.
In diesem Fall riet der Schiffsarzt zu reichlich Hirse. Heute weiß man, warum; der Körper bekam dadurch das notwendige Magnesium, Phosphor, Kali und Kieselsäure zugeführt.
Es war auch üblich, das Haar mit Klettenwurzelöl einzureiben oder mit Nußwein zu pflegen. Diesen Wein brauten die Schiffsköche selbst: In einem Gefäß wurden ein halber Liter Weißwein, ein halber Liter Olivenöl und 250 Gramm grüne Walnußschalen zusammengemischt. Das Ganze blieb an einem warmen Ort – meist in der Sonne – ruhig stehen. Damit wurde dann das Haar eingerieben.

Haargrind

Da Matrosen der guten alten Seemannszeit kaum Lust und Zeit hatten, sich zu waschen, oder die Haare zu pflegen, kam es zur Bildung von Haargrind. Schiffsärzte rieben den Grind mit Schafgarben-Tee weg.

Haarschuppen

Bevor die Männer nach einer langen Reise an Land gingen, um sich mit Mädchen oder der eigenen Braut zu treffen, achteten sie plötzlich auf ihr Äußeres. Damals schon empfand man es als besonders häßlich, wenn ein Mann aus den Haaren Schuppen verlor, die sich auf seiner Kleidung absetzten und an der Innenseite seiner Mütze zu sehen waren. So gab es schon in frühester Seefahrerzeit Rezepte gegen Haarschuppen.

- Man wusch die Haare mit Zinnkraut-Tee.
- Man rieb die Kopfhaut mit Propolis-Salbe ein.
- Man machte eine sogenannte Kastanien-Kur: 30 Gramm Kastanienblätter wurden mit einem halben Liter kochendem Wasser abgebrüht. Das Ganze ließ man zehn Minuten ziehen und seihte es durch. Mit dem abgekühlten Tee rieb man einige Tage hintereinander die Kopfhaut ein.

Läuse im Haar

Läuse im Haar waren auf manchen Schiffen nahezu üblich; sie gehörten zum Alltag. Die Männer kämmten sich die Läuse regelmäßig mit den üblichen Läusekämmen aus den Haaren. Anschließend spülte man die Haare mit einer Essiglösung aus fünf Teilen Wasser und einem Teil Obstessig.
Erst in unserem Jahrhundert kamen medizinische Anti-Laus-Schampoos oder Läusesprays auf.

Haarfarbe für den Kapitän

Manche Kapitäne vergangener Tage waren eitel, sie wurden aber auch von den Frauen »angebetet«. Deshalb wollten sie gut aussehen und nicht gleich mit grauen oder schlohweißen Haaren ihr Alter verraten. So war es besonders bei französischen Schiffseignern und Kapitänen üblich, sich mit einem »Geheimrezept« die Haare zu waschen und schwarz zu färben; dabei wurden ein Kilo Walnüsse, Eichenholzasche, Weinrebenasche, Lorbeerblätter, Eichengalläpfel, sogenannte Färberröte, Zypressenzweige und Salbeiblätter eine halbe Stunde lang in vier Liter Weinessig gekocht und abgeseiht. Mit dieser Flüssigkeit wusch man sich zweimal in der Woche die Haare. Vielfach nahmen sich Kapitäne die Haarfärbetinktur in Flaschen oder Fässern mit an Bord.
Zum Blondfärben wusch man die Haare mit dem Absud von Buchsbaumholz. Eine Handvoll zerkleinertes Buchs-

baumholz wurde zu diesem Zweck eine halbe Stunde lang in Wasser gekocht.

Kopfschmerzen

Durch ständig wechselndes Wetter während einer Seefahrt, durch schlechte Ernährung, erhöhten Alkoholkonsum und die schlechten Luftverhältnisse in den Schlafkojen litten Matrosen häufig unter quälenden Kopfschmerzen. Hausrezepte und Heilmittel gegen Kopfschmerzen waren sehr gefragt und oft Hauptgesprächsstoff, wenn die Männer beisammen saßen. So kommt es, daß aus früherer Zeit viele Seemannsrezepte überliefert worden sind.
Viele Matrosen schnupfen gegen Kopfschmerzen zerriebene Basilikum-Blätter.
Ein anderes beliebtes Mittel: Zwei Teelöffel Kochsalz wurden in einem Viertelliter Kirschwasser verrührt und in einem Glas heißen Wasser schluckweise getrunken.
Man trank auch eine Tasse schwarzen Bohnenkaffee mit zwei Teelöffeln Zitronensaft oder rieb sich Stirn und Schläfen mit Majoranöl und Pfefferminzöl ein.
Ein alter Brauch: Seemänner mit starken Kopfschmerzen liefen barfuß über das frischgeschrubbte nasse Deck und ließen sich von Kameraden Salzwasser über die Füße schütten. Der Brauch erinnert an das später von Pfarrer Kneipp propagierte Barfußlaufen durchs nasse Gras und an den Beinguß.
Im Mittelmeerraum erhielten die Männer aus der Bord-Apotheke getrockneten Feldthymian – auch als Quendel bekannt. Dieses getrocknete Kraut legten sie sich unter die Seemannskappe und ließen es viele Stunden lang auf die Kopfhaut einwirken.
In alten Schriften von Schiffsärzten findet man den Hinweis, daß Massieren und Reiben der Fußsohlen Kopfbeschwerden heilen könne. Das war eine Erkenntnis, wie wir sie heute aus der erfolgreichen Fußreflexzonen-Massage kennen. Die direkte Meridian-Verbindung von der Fußsohle zum Kopf ist inzwischen wissenschaftlich nachgewiesen.

Auch der alte Brauch, sich bei Kopfschmerzen Wollsocken anzuziehen, die man vorher in kaltes Wasser getaucht hat, und darüber noch ein paar trockene Wollsocken zu ziehen, kommt aus der Schiffs- und Seemannsheilkunde. Schiffsärzte legten Matrosen, die über Kopfschmerzen klagten, auch Wadenwickel mit nassen Tüchern an.
Hatte ein Matrose nach harter Arbeit Kopfschmerzen, so legte man ihm rohe Kartoffelscheiben auf die Stirn, oder er bekam Melissen-Tee zu trinken. Manchmal verordnete ein Schiffsarzt auch ein kleines Stück Brot, auf das er fünf Tropfen Lavendelöl geträufelt hatte. Heute träufelt man Lavendelöl bei Kopfschmerzen auf ein Stück Würfelzucker.
Bei Kopfschmerzen nach übermäßigem Alkoholkonsum mußten die Matrosen als Therapie binnen kurzem zwei bis drei Liter Salbei-Tee trinken. Damit wurde das Alkoholgift aus dem Organismus geschwemmt.
Schiffsjungen, die zuviel geraucht hatten und deshalb unter Kopfschmerzen litten, bekamen vom Schiffskoch Wegwarte-Tee vorgesetzt, oder sie mußten einen Apfel und einen sauren Hering essen und sich viel in frischer Luft aufhalten.
Bei älteren Matrosen vermutete der Schiffsarzt meist Durchblutungsstörungen im Kopf. Er riet dann, die Kopfhaut kräftig mit den Fingerspitzen zu massieren. Außerdem gab es Rosmarin-Tee. Ein Teelöffel getrocknetes Rosmarinkraut wurde mit einer Tasse kochendem Wasser überbrüht, mußte fünfzehn Minuten ziehen, wurde durchgeseiht und dann warm getrunken.

Migräne

Auf den eleganten Reiseschiffen des 18. und 19. Jahrhunderts mußte der Schiffsarzt öfter damit rechnen, daß die Damen an Bord Migräne bekamen. Dann verordnete er den weiblichen Passagieren, sich in eine dunkle Kajüte zu legen, die Augen zu schließen, kalte Kompressen, aber auch Atemübungen zu machen.

Erfolgreich war auf französischen Schiffen folgende Methode: Die Damen bekamen eine Messerspitze geriebene Liebstöckel-Wurzel und spülten mit einem Glas Wasser nach. Oder es gab eine Tasse Liebstöckel-Tee. Auch Majoran-Tee wurde auf manchen Schiffen serviert.
Gelegentlich massierte der Schiffsarzt gleichmäßig mit beiden Daumen Stirn und Schläfen der Patientinnen und danach die Kopfhaut von der Mitte oben nach den Seiten hin.
Häufig gab es an Bord ein Gläschen Petersiliensaft, wie man ihn auch heute im Reformgeschäft kaufen kann.
Viele Damen, die eine Schiffsreise machten und über Migräne klagten, brachten bereits ein Stück Kampfer aus einer Apotheke mit, steckten sich davon ein wenig in die Ohren und deckten ein Stück Watte darüber.
Ein altes Schiffsrezept: Man tauchte ein Tuch in abgestandenes Wasser, wrang es aus, legte es über die Augen und blieb eine halbe Stunde ruhig in einem abgedunkelten Raum liegen.

Kopfdruck am Morgen

Nach durchzechter Nacht gab es gegen Kopfschmerzen am Morgen eine Spezialbehandlung: Die Männer mußten Rosmarin-Tee bzw. Melissen-Tee trinken oder sie bekamen folgendes Frühstück, das auch heute noch nach einem Jachtfest hervorragend wirkt: Man kocht eine Suppe aus Vollkornhaferflocken, gießt in einen Teller eine Tasse starken, schwarzen Bohnenkaffee und den Saft einer halben Zitrone dazu. Schmeckt scheußlich, bringt aber den verkatertsten Seemann wieder auf die Beine.

Seekrankheit

Auf längeren Schiffsreisen wurden jüngere Matrosen, Schiffsjungen und Passagiere schon immer von der Seekrankheit geplagt. Jeder Schiffsarzt war daher auf dieses leidige Phänomen vorbereitet. Er verteilte kleine Stücke von Ingwerwurzeln, die langsam gekaut werden mußten. Heute gibt es Ingwer-Pillen in der Apotheke zu kaufen.
Erfolgreich war auch ein Trank aus Isländischem Moos: 10 Gramm davon wurden 30 Minuten lang in einem halben Liter Wasser gekocht, dann durchgeseiht und abgekühlt. Das Getränk mußte in kleinen Schlucken und ungesüßt genommen werden.
Auf vielen Schiffen servierte der Koch gegen Seekrankheit ein Glas abgestandenen Aprikosensaft.
Manche Kapitäne legten Wert darauf, daß die Passagiere vor Beginn der Reise auf nüchternen Magen einen Eßlöffel Speisehefepulver oder Lindenholzkohlenpulver einnahmen.
Ein uraltes Mittel: einen Eßlöffel Honig einnehmen und gleich noch einen Apfel essen.
Ein sehr einfaches Mittel, das oft bei Schiffsjungen erfolgreich angewendet wurde: Man nahm einen Leinenlappen von der Größe eines Taschentuches, goß Cognac darauf und legte es den Jungen mit einem gleichgroßen Flanell-Lappen bedeckt auf den Magen.
Bis vor kurzem gab es viele Arten von Tabletten gegen Seekrankheit, die man allerdings längere Zeit vor Reisebeginn einnehmen mußte. Sie machten außerdem müde. Deutsche Wissenschaftler haben inzwischen neue Reisekaugummi-Dragees entwickelt, die man erst kauen muß, wenn erste Anzeichen der Seekrankheit auftauchen. Man wird danach auch nicht müde.

Ohnmacht

Damen der vornehmen Gesellschaft fielen auch an Bord gelegentlich in Ohnmacht. Schiffsärzte auf großen Reiseschiffen waren im allgemeinen darauf vorbereitet.
Die Damen mußten in ihrer Kajüte einige Stunden im Bett verbringen. Sie erhielten ein Riechfläschchen, in dem sich eine Mischung aus Senföl und Ammoniak befand. Später gab man entweder Hoffmannstropfen oder Klosterfrau Melissengeist.
In den Büchern großer Reiseschiffe werden aus vergangenen Zeiten spezielle Rezepte des Schiffskochs gegen

Ohnmacht genannt: 15 Gramm Minzen- und Rosmarinblätter, Lavendelblüten und Zimtrinde wurden mit einem Viertelliter kochendem Weinessig übergossen. Das Getränk mußte 20 Minuten ziehen, wurde abgeseiht und in Flaschen gefüllt. Bei Ohnmachtsanfällen gab man den Damen ein Schnapsgläschen davon.

Schwindelanfälle

Bei älteren Matrosen, aber auch bei Schiffsjungen, die den harten Einsatz an Bord noch nicht gewohnt waren, kam es in der großen Seefahrerzeit relativ häufig zu Schwindelanfällen. Dagegen gab es viele naturheilkundliche Bord-Rezepte:

- Eine Tasse Tausendguldenkraut-Tee.
- An Deck flach auf den Boden legen und für einige Minuten die Augen schließen.
- Massage der Fußsohlen unmittelbar unter dem Fußballen.

Auf Schiffen, auf denen rauhe Sitten herrschten, wurden die Betreffenden einfach mit einigen Eimern kaltem Meerwasser übergossen und dann in trockene Kleider gesteckt.

Schlafstörungen

Schlechter Schlaf und Schlafstörungen waren unter Matrosen auf Segelschiffen sehr verbreitet. Darum weisen Schiffsarzt-Berichte eine Fülle von Vorschlägen dagegen auf.

Der Schiffskoch hatte oft Holunderwein parat, den man übrigens heute im Reformgeschäft kaufen kann.

Kapitän Cook verwendete gegen Schlafstörungen ein Kissen, in das er sich getrocknete Kräuter hatte einnähen lassen. Man sagt, in dem Kissen seien zu gleichen Teilen Lavendel und Ziestkraut enthalten gewesen.

Man zerdrückte auch eine Knoblauchzehe, verrührte den Brei mit 5 Teelöffel Honig, brachte das Ganze – mit Wasser bedeckt – zum Sieden und nahm die abgeseihte Flüssigkeit tagsüber tropfenweise ein, um abends gut schlafen zu können.

Ein anderes beliebtes Mittel: Man träufelte einen Teelöffel Baldriantinktur auf ein Stück Würfelzucker und ließ es auf der Zunge zergehen. Oder der Schiffskoch servierte vor dem Schlafengehen eine Tasse Baldrian-Tee.

Schnarchen

Wenn man alten Seemanns-Berichten glauben darf, kam es in den trostlosen, engen Unterkünften der Matrosen nachts öfter zu gefährlichen Raufereien, weil einer in seiner Hängematte derart schnarchte, daß die anderen nicht schlafen konnten. Meist wußten die Matrosen oder der Schiffskoch ein Rezept, um dem Schnarcher zu helfen: »Superschnarcher«, über die sich alle beschwerten, bekamen einfach weniger zu essen. Bei Gewichtsreduzierung hört meist das Schnarchen auf. Das ist auch heute eine gesicherte Erkenntnis der Medizin.

Es gab einen eigenen Anti-Schnarch-Tee, den der Schiffskoch braute: Arnika, Lindenblüten und Salbei wurden zu gleichen Teilen gemischt. Ein Eßlöffel davon wurde mit einem Viertelliter kochendem Wasser überbrüht und mußte 10 Minuten ziehen. Der Tee mußte über längere Zeit getrunken werden, wenn man Erfolg haben wollte.

Rauhe Gesellen unter den Matrosen hielten dem schnarchenden Nachbarn in der Hängematte blitzschnell die Nase zu, so daß er aufwachte. Angeblich schnarchte er dann für den Rest der Nacht nicht mehr.

Augenentzündungen

Augenentzündungen kamen auf hoher See in der Entdekkerzeit häufig vor. Dadurch fielen Seeleute für die Arbeit an Bord öfter aus. So waren Schiffseigner und Kapitäne stark daran interessiert, daß einschlägige Leiden schnell wieder gelindert oder völlig beseitigt wurden.

Man legte dem betroffenen Matrosen zerstoßene Benediktenkraut-Blätter oder zerdrückte Hauswurz auf die Augen. Mitunter geschah das zu direkt; vorsichtigere Schiffsärzte gaben die Kräuter in einen dünnen Leinenlappen und

legten sie dann erst auf. Dazu mußte eine Tasse Frauenmantel-Kräutertee getrunken werden.
Die Matrosen wuschen sich die Augen mit Augentrost-Tee. Der Koch bereitete den Tee fachgerecht zu. Ein halber Teelöffel Augentrost-Kraut wurde mit einer Tasse kochendem Wasser übergossen, das man ein bis zwei Minuten ziehen ließ. Eine Tasse wurde getrunken, eine andere wurde dazu verwendet, die Augen mit Hilfe eines getränkten Wattebausches einmal am Tag auszuwaschen.
Beliebt waren auch die sogenannten Honig-Augenbäder, die zweistündlich unter Aufsicht des Schiffsarztes vorgenommen wurden. Ein halber Eßlöffel Honig wurde in einem halben Liter Wasser fünf Minuten gekocht. Die Flüssigkeit wurde dann lauwarm mit einem Tuch oder einem Wattebausch auf die Augen aufgetragen.
Wenn frisches Gemüse eingelagert und Kohlblätter an Bord waren, wurden sie auf die Augen gelegt.
Oft gossen Schiffsärzte eine Messerspitze Aloe mit einem halben Liter heißem Wasser auf und wuschen mit der erkalteten Flüssigkeit dreimal am Tag die Augen des Matrosen.
Bei Schiffsjungen mit gelegentlich besonders empfindlichen Augen setzte der Schiffsarzt Eichenrinde ein. Eine kleine Handvoll Eichenrinde wurde mit einem halben Liter Wasser aufgekocht, so daß eine dunkle Brühe entstand. Diese Brühe wurde dann durch ein Tuch gegossen. In die abgekühlte Flüssigkeit tauchte man ein Leinentuch und machte damit Kompressen auf die Augen.

Augenflimmern

Wer sich längere Zeit auf Deck aufhält und grelle Sonneneinstrahlung sowie das Flimmern des Wassers nicht gewöhnt ist, kann sich unangenehmes Augenflimmern zuziehen.
Früher setzte man die Betroffenen sofort in einen dunklen Raum unter Deck. Hier mußten sie mit geschlossenen Augen mindestens eine halbe Stunde bleiben. Erst dann durften sie die Augen wieder öffnen.
Man massierte und befeuchtete die Fußsohlen. Alkohol, Nikotin und Kaffee wurden sofort gestrichen. Wenn der Schiffsapotheker Farngeist zur Hand hatte, rieb er den Patienten damit Stirn und Schläfen ein.
An Bord von größeren Reiseschiffen gab es gegen Augenflimmern eine spezielle Kräutertee-Mischung. Melisse, Frauenmantel, Kalmus und Pfefferminze wurden zu gleichen Teilen gemischt. Davon wurden zwei Teelöffel mit einer Tasse kochendem Wasser übergossen und nach fünf Minuten durchgeseiht.

Augenschmerzen

Bei normalen Augenschmerzen, die während der Arbeit an Deck auftraten, gab es zu Segelschiff-Zeiten mehrere Rezepte:
Man tauchte einen Leinenlappen in lauwarmen Kamillentee und legte den Lappen auf die geschlossenen Augen oder man machte Kompressen mit Augentrost-Tee.
Während der Arbeit blieben die Matrosen oft stehen, schlossen die schmerzenden Augen, legten ganz leicht ihre Fingerkuppen auf die geschlossenen Lider und summten ein Lied vor sich hin, um sich so zu entspannen.

Bindehautentzündung

Bei Bindehautentzündung mußten die Matrosen Augenbäder mit Salbei-Tee bzw. Fenchel-Tee machen oder sie legten sich einen Brei auf die geschlossenen Augen, den der Koch aus frisch zerriebenen Nelkenwurzelblättern bereitet hatte.
In einem britischen Kapitäns-Tagebuch findet sich folgendes Rezept: 15 Gramm Nußbaumblätter werden sieben Minuten in einem halben Liter Wasser gekocht und dann durch ein Leinentuch gefiltert. In diese Flüssigkeit wird ein Tuch getaucht und auf die Augen gelegt.
In einem deutschen Fischerei-Buch aus dem Jahr 1856 dagegen wird festgestellt, daß Bindehautentzündung nur ein Schiffs- oder Hafenarzt behandeln sollte.

Gerstenkorn

Durch den längeren Aufenthalt in Wind und Wasser oder auch in zugigen Räumen litten früher viele Matrosen an einem Gerstenkorn. Es wurde mitunter zur regelrechten Plage, gegen die es aber einige probate Therapien gab:
Das Gerstenkorn wurde mit einer Abkochung aus Eichenrinde oder aus einer Mischung von Fenchel-Tee und Kamillen-Tee zu gleichen Teilen so heiß wie möglich gewaschen. Auch tapfere Matrosen sollen dabei mitunter vor Schmerzen gebrüllt haben.
Meist erhitzte der Schiffskoch Bockshornkleesamen oder Leinsamen, bereitete daraus mit Wasser einen Brei zu und trug ihn aufs Gerstenkorn auf.
Die einfachste Methode auf kleinen Schiffen bestand darin, heißen Kartoffelbrei aufzulegen.
Wenn sich das Gerstenkorn geöffnet hatte und bereits Eiter austrat, wurde es mit Augentrost-Tee gewaschen, den der Schiffsarzt oder Koch, mitunter aber auch ein anderer hilfreicher Matrose mit einem Wattebausch auftrugen. Das geschah mehrmals am Tag und wird auch heute noch so gehandhabt.
Nach einer alten Seemannsregel ist es auch empfehlenswert, das Gerstenkorn mit einem Holunderblütenaufguß zu waschen. 50 Gramm Holunderblüten werden zu diesem Zweck mit einem halben Liter Wasser übergossen, müssen 15 Minuten ziehen und werden dann durchgeseiht. Der Aufguß wird lauwarm angewendet.

Nachtblindheit

Immer wieder litten Matrosen an Bord unter der sogenannten »Nachtblindheit«. Sie sahen in der Dunkelheit besonders schlecht oder nichts mehr und wurden vom Schiffsarzt speziell behandelt:
Sie bekamen Einläufe, wenn der Stuhlgang nicht funktionierte.
Sie erhielten wochenlang kühle Umschläge mit Augentrost-Tee und durften die Kajüte nicht verlassen, um nicht der Zugluft ausgesetzt zu sein.
Sie mußten beim Landurlaub möglichst viel bestimmte Lebensmittel essen: Lebertran, Butter, Eidotter, Käse, Möhren, Spinat, Tomaten, die das für das Sehorgan so wichtige Vitamin und Provitamin A enthalten.

Tränensäcke

Auf alten Zeichnungen sieht man oft, daß richtig verwitterte Seebären stark ausgeprägte Tränensäcke haben. Junge Matrosen hatten Sorge, auch so auszusehen, sie ließen sich vom Schiffsarzt und Apotheker beraten. Schon Schiffsjungen glaubten im 16. und 17. Jahrhundert, daß man Tränensäcke von der Seeluft bekommt. In einem alten britischen Seemannslied heißt es dazu: »Wenn sich das salzige Meer in die Augen schlägt . . .«

- Junge Matrosen, die erste Ansätze von Tränensäcken entdeckten, tranken eine Zeitlang dreimal am Tag Blutwurz-Tee.
- Sie verzehrten viel rohe Zwiebel und Petersilie.
- Sie sparten beim Essen Salz ein.

Tränende Augen

Wenn der Sturm gar zu rauh über Deck blies und die Männer an den Masten und Segeln alle Hände voll zu tun hatten, da kam mancher Seemann nachher nicht nur erschöpft, sondern auch mit tränenden Augen unter Deck. Dagegen gab es etliche Ratschläge aus der Seemannsheilkunde.
Der Schiffskoch schenkte Frauenmantel-Tee aus oder kochte Kräutertee aus Gänserichkraut und Erdbeerblättern zu gleichen Teilen. Dort hinein tauchte er einen Leinenlappen und legte ihn auf die geschlossenen Augen. Diese Prozedur wurde im 19. Jahrhundert vielfach mit Holunderblüten-Tee oder mit Schafgarben-Tee durchgeführt, wobei man vorher einen Teil des Tees schluckweise trank.
Wenn die Augen nicht gerade tränten, aber von Sturm und Wind brannten, wusch man sie mit Kamillen-Tee aus oder der Schiffskoch hatte eine Flasche Gartenrautengeist im Vorrat. Damit rieben sich die Männer die brennenden Augen ein.

Ohrengeräusche und Ohrensausen

In alten Seemannsgeschichten liest man öfter, daß ein Matrose »das Meer in seinem Ohr rauschen hörte«. Er litt an nichts anderem als an Ohrensausen oder anderen Ohrgeräuschen, die meist auf Durchblutungsstörungen oder Gleichgewichtsstörungen zurückzuführen waren.

In diesem Fall mußte sich der Matrose die Ohren regelmäßig mit Ringelblumen-Tee auswaschen, durfte danach einige Stunden nicht seine Kajüte verlassen und mußte das Ohr gut trocknen lassen.

Oft röstete der Schiffskoch auch drei Eßlöffel Hirsekörner und drei Eßlöffel Kochsalz. Wenn die Hirsekörner braun waren, füllte er das Gemisch in ein Leinensäckchen und legte es dem Matrosen zehn Minuten auf.

Im Mittelalter war es auf Schiffen üblich, gegen Ohrengeräusche eine Zwiebel auszupressen. Mit dem Saft tränkte man ein Stück Stoff und stopfte es für ein paar Stunden ins Ohr.

Matrosen mit Ohrengeräuschen durften keinen Alkohol und keinen Bohnenkaffee trinken, sie durften auch nicht rauchen. Auch kalte Wadenwickel waren üblich.

Bei besonders starkem Ohrensausen steckte der Schiffsarzt dem Matrosen eine halbe Stunde lang frisches Farnkraut in die Ohren.

Nach einem uralten Kombüsen-Rezept mußte der Matrose seine Ohren über den Dampf von gekochten Bohnen halten. Anschließend bekam er Hauswurzsaft mit Mandelöl zu gleichen Teilen in die erwärmten Ohren geträufelt, die mit einem Wattepfropfen oder einem Stück Stoff abgedichtet wurden.

Viele Matrosen bekämpften Ohrensausen auch durch tägliches Kauen einer Knoblauchzehe.

Auf orientalischen Schiffen verrührte man eine getrocknete Feige mit einem Teelöffel Tafelsenf, strich den Brei auf ein Tuch und legte es für einige Stunden auf die mit einer Wollmütze geschützten Ohren.

Mittelohrentzündung

Bei Mittelohrentzündung – soweit sie erkannt wurde und kein Arzt zur Stelle war – legten sich die Matrosen heißen Bockshornkleesamenbrei bzw. heiße Heublumensäcke auf, oder es gab einen Zwiebelsaft-Wickel: Der Schiffskoch hackte hierfür eine rohe Zwiebel klein. Die Stücke wurden in ein Taschentuch gewickelt und aufs Ohr gelegt. Der Matrose legte sich danach mit seinem entzündeten Ohr auf ein Kissen, damit sich heilende Wärme entwickeln konnte.

Auf manchen Schiffen war Königskerzen-Öl vorrätig, das bei Mittelohrentzündung eingetropft wurde. Eine Handvoll frischer Königskerzenblüten wurden dafür in hundert Gramm Olivenöl drei bis vier Wochen in die Sonne gestellt und zwischendurch immer wieder geschüttelt.

Ohrblutungen

Bei Ohrblutungen mußte sich der Matrose für längere Zeit ruhig hinsetzen. Man legte ihm einen dicken Schutzverband an oder machte Umschläge mit Wundklee-Tee. Ein Eßlöffel Wundklee-Blüten wurde mit einem Viertelliter kochendem Wasser übergossen. Man ließ die Kräuter 15 Minuten ziehen, seihte sie dann durch und tropfte zusätzlich zu den Umschlägen den lauwarmen Tee mit einem sauberen Taschentuch ins Ohr.

Ohrpfropfen

Wenn einen Matrosen ein Ohrpfropfen quälte, erwärmte der Koch Olivenöl auf 30 bis 35 Grad Celsius und tröpfelte jeden Tag etwas ins Ohr. Danach wurde das Ohr mit lauwarmem Kamillen-Tee ausgespült. Zu trinken bekam der Mann dazu Baldrian-Tee.

Gelegentlich wickelte man auch einen erhitzten, eisernen Topf in eine Decke. Der Matrose mußte sein Ohr, in dem sich der Pfropfen befand, auf den eingewickelten Topf legen, damit sich das verhärtete Ohrenschmalz erweichte und ausfließen konnte.

Heute legt man das betreffende Ohr auf eine heiße Wärmflasche und erzielt damit denselben Effekt. Am besten ist es, die Flasche mit einem sauberen Leinentuch zu umwickeln, damit das ausfließende Ohrenschmalz aufgesaugt wird.

Schwerhörigkeit

Alte Matrosen litten oft unter Schwerhörigkeit. Dagegen kann man viele Ratschläge in alten Büchern finden.
Die Seemänner mußten täglich einen Teelöffel voll Hauswurzelöl einnehmen oder der Schiffskoch mischte eine spezielle Salbe: Ein Eßlöffel Bienenhonig wurde im Wasserbad flüssig gemacht, dazu rührte man einen Eßlöffel Zwiebelsaft und einen Eßlöffel Weißkrautsaft, tauchte in diese Flüssigkeit Stäbchen, die mit Watte umwickelt waren, und tupfte damit den Ohreingang aus.
Oft preßte man auch Knoblauchzehen aus, tauchte Watte in den Saft und stopfte die Watte in die Ohren. Die Behandlung wurde dreimal täglich durchgeführt.

Ohrenschmerzen

Ohrenschmerzen und Ohrenentzündungen waren an Bord – witterungsbedingt – an der Tagesordnung.
Die Matrosen legten sich warme Tücher oder erhitzte Gegenstände – wie etwa Topfdeckel aus der Küche – auf die Ohren. Manche zogen sich eine dicke Wollhaube über und trugen die so lange, bis die Schmerzen vorbei waren, oder sie wuschen sich die Ohren mit lauwarmem Kamillen-Tee aus.
Beliebt war es auch, auf einem Teller eine Handvoll getrocknete Liebstöckelblätter anzuzünden. Dann hielt man das betroffene Ohr über den Rauch, damit die Dämpfe des Krautes einwirken konnten.
Auf französischen Schiffen setzte man Madonnenlinienöl ein, das man heute in der Apotheke kaufen kann. Das Öl wurde ins Ohr getropft. Meist stellte der Schiffskoch es selbst her. Ein Eßlöffel Lilienblütenblätter wurde mit vier Eßlöffeln Olivenöl vermischt, zwei Wochen in einer verschlossenen Flasche aufbewahrt, dann erst durchgefiltert und in Flaschen abgefüllt.

Oft rieben sich Matrosen gegen Ohrenentzündungen auch den Nacken mit 70prozentiger Arnika-Tinktur ein.

Gesichtsblässe bei Schiffsjungen

Schiffsjungen, die frisch angeheuert worden waren, mußten oft den Spott der Matrosen über sich ergehen lassen, weil sie blaß im Gesicht waren. Meist erhielten sie dann vom Schiffsarzt oder vom Schiffskoch eine Behandlung zur besseren Durchblutung des Gesichts.
Sie bekamen Selleriewurzel-Tee und mußten davon drei Tassen pro Tag trinken. Auf manchen Schiffen war Borretsch-Tee beliebter. Oder sie mußten sich jeden Morgen das Gesicht mit kaltem Meerwasser abreiben.

Warzen im Gesicht

Warzen galten auf See als Unheilkünder. Deshalb wollten Matrosen eine Warze im Gesicht ganz rasch wieder loswerden. Man wusch sie täglich mit Eichenrinde-Tee.
Manche Matrosen schnitten sich von einer Knoblauchzehe eine Scheibe ab, legten sie auf die Warze und klebten ein Pflaster darüber, andere versuchten es mit Zwiebelscheiben oder zerdrückten Sauerampferblättern.
Auch das Einreiben mit Zinnkraut-Tee oder mit Schöllkraut-Tee führte oft zum Erfolg. Um die Jahrhundertwende verwendete man Zitronensaft und Hauswurzsaft.
Eine originelle Methode ist heute noch unter den Matrosen weitverbreitet: Man klebt sich eine Woche lang ein Heftpflaster auf die Warze. Dann nimmt man es zwei Tage weg und legt für weitere sieben Tage ein neues Heftpflaster auf. Wichtig dabei ist, daß zwischendurch das Pflaster nicht abgenommen oder gelüftet wird. Es ist auch günstig, unter dem Pflaster die Warze mit Ringelblumensalbe einzureiben.

Sommersprossen

Wenn vornehme Damen auf großen Schiffen übers Meer reisten, so passierte es gelegentlich, daß ihre Gesichter durch die Sonneneinstrahlung plötzlich Sommersprossen

aufwiesen. Das schadete ihrer Schönheit. Deshalb mußte ein Schiffsarzt Gegenmittel bereithalten:
Der Schiffskoch kochte einen halben Liter Milch mit 100 Gramm geriebenem Meerrettich auf. Nach Erkalten mußte sie noch einmal aufgekocht werden. Damit wurden abends Gesichts-Umschläge gemacht, die nachts in die Haut einwirkten und erst am nächsten Morgen abgewaschen wurden.
Das bewährteste Hausmittel gegen Sommersprossen aber war und ist: Man schneidet eine Zitrone auseinander und drückt die Schnittflächen gegen die betroffene Hautstelle. Der Saft soll ebenfalls eine Nacht lang einwirken.

Pickel im Gesicht

Ein Problem, mit dem Schiffsjungen oft in der Pubertät zu tun hatten, waren Pickel im Gesicht. Hier wußte der Schiffskoch Rat:

- Er trug den Jungen zwei bis dreimal Bienenhonig auf die Haut auf.
- Er gab den Jungen Hefe.
- Sie mußten Eichenrinden-Tee oder Walnußblätter-Tee trinken.
- Alkohol, Rauchen und Süßigkeiten waren verboten.
- Sie mußten frische Weizenkeime kauen.
- Sie mußten sich das Gesicht mehrmals am Tag mit Rosmarin-Tee oder Labkraut-Tee waschen.
- Und damals schon galt als eisernes Gebot: Niemals selbst an den Pickeln herumdrücken!

Verstopfte Nase

Matrosen mit verstopfter Nase bekamen wenig Luft und waren bei der Arbeit beeinträchtigt; so sorgte der Kapitän dafür, daß sie erfolgreich behandelt wurden. Die Männer durften ab sofort keinen Alkohol mehr trinken. Sie erhielten Umschläge mit Heilerde auf Stirn und Nase. Dazu rührte man einen Eßlöffel Heilerde mit etwas Obstessig streichfähig an, gab die Masse auf ein Tuch und legte es mit der Heilerde zur Haut auf.
Beliebt war auch regelmäßiges Trinken von Wermut-Tee.

Tropfnase

Die Tropfnase war speziell zur kalten Jahreszeit auf den großen Segelschiffen ein weitverbreitetes Leiden.
Die Matrosen mußten abends vor dem Schlafengehen ein Gesichtsdampfbad mit Kamillen-Tee machen, das ihnen der Koch zubereitete.
Heutzutage ist es üblich, Eukalyptusöl in heißem Wasser aufzulösen und den Dampf einzuatmen.

Nasenkatarrh

Bei Nasenkatarrh bekamen die Matrosen täglich einen Eßlöffel Wermut-Saft, oder aber der Koch warf einige Leinsamenkörner auf die Herdplatte des Kombüsenofens und die Männer mußten den Rauch durch die Nase langsam einziehen.

Nasenbluten

Durch Krankheit, aber auch durch Unfälle an Bord trat bei den Männern der Segelschiffe öfter Nasenbluten auf. Deshalb findet man in der Seemanns-Literatur eine Reihe von praktischen Ratschlägen:
Meist drückten die Männer mit einem Finger den Nasenflügel, aus dem das Blut kam, so lange zu, bis das Blut stockte. Sie durften sich nachher länger nicht schneuzen.

- Bei beginnendem Nasenbluten mußten sich die Männer sofort flach auf den Boden legen, und zwar auf den Rücken. Sie ließen den Kopf nach hinten hängen. Man legte ihnen ein nasses, kaltes Tuch in den Nacken und auf die Waden.
- Viele Matrosen hängten sich auch einen kleinen Leinsack um den Hals, in dem sich Hirtentäschelkraut befand.

Sie bekamen 20 Tropfen Baldrian-Tinktur auf die Zunge geträufelt. Später gab man die Baldrian-Tinktur auf ein Stück Würfelzucker. Das ist auch heute noch ein sehr wirksames Hausmittel.
Matrosen, die häufig Nasenbluten bekamen, mußten viel Weißkohl, Kraut und Sellerie essen. Sehr beliebt war es auch, Scharfgarbenblätter zu zerdrücken und in die blutende Nase zu schieben.

Kurios klingt folgendes Seemanns-Rezept gegen Nasenbluten: Man legte sich zwei frisch angeschnittene Zwiebelhälften in den Nacken und hielt sich außerdem noch eine Zwiebelhälfte an die blutende Nase.

Schnupfen

Auch zur Zeit der großen Segelschiffahrt war der Schnupfen lästig, schon deshalb, weil daraus eine langwierige Erkältung werden konnte.

Der Schiffskoch rührte 5 Gramm Majoransaft mit 20 Gramm Butter kräftig ab und rieb dann den Männern mehrmals am Tag die Nasenlöcher damit ein. Das legte die verstopfte Nase schnell wieder frei.

Die Matrosen mußten ihre Nase meist morgens öfter mit Zinnkraut-Tee spülen. Auch Gesichtsdampfbäder mit Kamillen-Tee waren üblich. Der Koch warf Weihrauchkörner auf den heißen Kombüsenherd, die Männer mußten den Rauch einatmen.

Sie bekamen reichlich Lindenblüten- oder Habegutten-Tee zu trinken und durften Rum dazugeben. Die Matrosen rieben sich Nase und Brust mit Propolis-Salbe aus dem Bienenstock ein.

Wenn das Schiff in einen Hafen eingelaufen war, in dem sich eine Badestube befand, mußten verschnupfte Männer eine Stunde in einen Holztrog mit heißem Wasser steigen, um ihren Schnupfen loszuwerden.

2. Schweineschmalz auf die Zunge, heiße Zwiebel auf den Hals

Die besten Seemanns-Rezepte gegen Erkrankungen von Mund, Hals und Rachen

Mundfäule

Durch den Mangel an Reinlichkeit und Körperhygiene, durch schlechte und vitaminarme Nahrung sowie durch feuchte Wohnverhältnisse in den Kajüten trat zur Zeit der großen Segelschiffahrt verhältnismäßig häufig die Mundfäule auf. Es handelte sich dabei um eine besonders unangenehme Form einer Mundschleimhautentzündung, wie sie auch heute noch hin und wieder auftreten kann. Es kommt dabei am Zahnfleisch zu stinkenden Geschwüren.

Auf vielen Schiffen war es üblich, dagegen mit Salbei-Tee oder Zitronenwasser zu spülen oder mit Käsepappel-Tee zu gurgeln.

Auf anderen Schiffen tauchte man ein Tuch in Rosmarin-Tee und wickelte es um den Hals des Betroffenen.

Nach einem alten Schiffskoch-Rezept wurde eine Meerrettich-Wurzel in dünne Scheiben geschnitten. Acht bis zehn solcher Scheiben wurden in einem halben Liter Wasser gekocht und abgeseiht. Damit wurde dann mehrmals am Tag der Mund ausgespült.

Mundgeruch
In der alten Seefahrerzeit putzten sich Matrosen kaum die Zähne, so hatten sie meist einen üblen Mundgeruch. Sie griffen zu Hausmitteln, um den Geruch zu unterbinden. Da es aber heute trotz Zahnpflege zu Mundgeruch kommen kann, sind diese alten Rezepte auch in unserer Zeit noch interessant:
Viele Matrosen kauten Kaffeebohnen oder spülten mit folgender Tinktur: etwa 2 Gramm Zitronensaft wurde in einem Viertelliter Wasser aufgelöst und nach den Mahlzeiten getrunken.
Auf manchen Schiffen war es Vorschrift, daß sich die Männer morgens mit den Fingern Zähne und Zahnfleisch massierten und dann mit Wasser nachspülten.
Es war auch üblich, daß die Männer auf ein Stück Zwieback etwa 10 Tropfen Wacholderbeerenöl einnahmen oder tagsüber Kümmelsamen, Aniskörner bzw. Wacholderbeeren kauten. Man kann aber auch – das weiß man heute – Thymian, Basilikum, Melisse, Majoran und Salbei – frisch oder getrocknet – kauen.
Bei besonders penetrantem Mundgeruch bereitete der Schiffskoch folgendes Getränk: Er kochte in einem Viertelliter Milch einen Eßlöffel Leinsamen auf, der morgens auf nüchternen Magen genommen werden mußte.

Belegte Zunge
Eine belegte Zunge galt als Vorbote für eine Krankheit. Meist spülten die Männer sofort mit Kamillen-Tee oder bekamen lauwarmen Salbei-Tee zu trinken.

Mundschleimhautentzündung
Gegen die normale Form von Mundschleimhautentzündung wußten vor allem die italienischen Seefahrer viel zu tun: Sie tranken Eibisch-Tee, bekamen keine feste, sondern nur flüssige Nahrung oder erhielten eine spezielle Kräutermischung zum Spülen, die der Koch in der Kombüse vorbereitete: Ein Teil Walnußblätter, zwei Teile Quendel, zwei Teile Kamille wurden vermischt. Ein Eßlöffel davon wurde mit einem Viertelliter Wasser aufgekocht, mußte 15 Minuten ziehen und wurde durchgeseiht. Die Matrosen gurgelten damit.

Schluckauf
Schluckauf war schon zu allen Zeiten lästig, auch den Matrosen an Bord.
Meist kauten die Männer intensiv getrocknete Estragon-Blätter, die ihnen der Koch aus seinen Gewürzvorräten gab, oder nahmen auf einen Teelöffel Zucker etwas Apfelessig und ließen diese Mischung langsam auf der Zunge zergehen.
Ein Eßlöffel voll Erdnußbutter brachte ebenfalls rasche Hilfe.
Auch die heute noch praktizierte Methode, den Atem anzuhalten und bis zehn zu zählen, war damals schon bekannt.

Bläschen im Mund
Bei Blasenbildungen im Mund wurde man zur Zeit der Segelschiffahrt nervös, weil man den Beginn einer gefährlichen Seuche vermutete.
Viele Matrosen ließen sich vom Schiffskoch täglich einen Eßlöffel Rosenhonig geben. Heute kann man Rosenhonig auch selbst zu Hause herstellen: 20 Gramm getrocknete ungespritzte Rosenblätter werden mit einem Achtelliter Wasser übergossen und müssen im Wasserbad etwa eine halbe Stunde ziehen. Dann wird abgeseiht. Jetzt rührt man 45 Gramm Bienenhonig dazu.
Sehr wirksam war an Bord auch das Kauen von getrockneten Heidelbeeren oder das Spülen mit Wasser, in dem Bienenwaben eingeweicht waren. Heute verwendet man besser ein Melbrosia-Propoliselixier aus der Apotheke.

Brennen auf der Zunge

Durch den regelmäßigen Konsum von Alkohol trat bei Matrosen häufig Zungenbrennen auf. Sie rieben sich mehrmals am Tag die Zunge mit Schweineschmalz ein, mußten das Rauchen und Trinken für einige Tage einstellen und mit Lavendel-Tee, Salbei-Tee oder mit Schwedenbitter spülen.

Fieberblasen

Fieberblasen rund um den Mund gehörten zum Alltag der Matrosen. Sie rieben sich die Blasen mit frischen und getrockneten, aufgekochten Borretschblättern ein. Zusätzlich kauten sie diese Blätter.

Um die Jahrhundertwende verwendete man bereits zum Einreiben das Berghopfenöl, das es heute noch in der Apotheke zu kaufen gibt.

Aufgesprungene Lippen

Frisch angeheuerte Schiffsjungen oder Schiffspassagiere, die die rauhe Seeluft nicht gewohnt waren, hatten bald aufgesprungene Lippen.

Man rieb sich die Lippen mit zerdrückten Knoblauchzehen, frisch geschnittenen Zwiebelhälften, Honig, Oliven- oder auch Mandelöl ein.

Auf großen Luxusschiffen bereitet heute der Kosmetiksalon den Damen frischen Gurkensaft oder Brennesselsaft vor.

Trockener Mund

Vor allem ältere Matrosen klagten oft über mangelnde Speichelbildung, die in der Schiffsmedizin als »trockener Mund« bezeichnet wurde und wird.

Die Männer bekamen zur Anregung der Speichelbildung mehrmals am Tag eine Gewürznelke, die sie gründlich kauen mußten. Dieselbe Wirkung hatten Fenchelkörner. Oder sie erhielten vom Schiffsarzt eine Messerspitze Eisenkrautpulver in ein Glas Wasser verrührt, diese Flüssigkeit mußten sie langsam in kleinen Schlucken trinken.

Ein besonders erfolgreiches Hausrezept gegen trockenen Mund kann auch heute noch eingesetzt werden: Ein Eßlöffel Bienenhonig, ein Teelöffel Weizenkleie, etwas Olivenöl oder Weizenkeimöl, ein Teelöffel Zitronensaft und ein Teelöffel gemahlene Schwarzerlenblätter werden gut vermischt. Man nimmt dann jeweils einen Teelöffel davon in den Mund und läßt die Mischung langsam auf der Zunge zergehen.

Zahnfleischschwund

Zahnfleischschwund war auf Segelschiffen verbreitet, weil die Versorgung mit Vitaminen, Mineralien und Spurenelementen fehlte.

Das Zahnfleisch mußte täglich mit den Fingern kräftig massiert werden.

Beinwellwurzeln wurden durch den Fleischwolf gedreht. Die zerkleinerten Wurzeln mußten die Matrosen kauen und wieder ausspucken.

Sie aßen auch Honig und geriebene Möhren oder bekamen einen Spezial-Tee zum Gurgeln: Zwei Eßlöffel zerkleinerte Blutwurzwurzeln, wie man sie heute in der Apotheke kaufen kann und wie sie damals in der Bordapotheke vorhanden waren, wurden über Nacht in einem halben Liter kaltem Wasser angesetzt. Morgens wurde das Ganze kurz aufgekocht, mußte 5 Minuten ziehen und war dann eine wirksame Mundspülung.

Zahnfleischbluten

Trat bei einem Matrosen Zahnfleischbluten auf, bekam er Heidelbeersaft zu trinken oder Sanddornmarmelade zu essen.

Auf großen Passagier-Schiffen bereitete der Koch Tannenspitzen-Tee zu, den man schluckweise trank.

Zahnfleischentzündung

Klagte ein Matrose über Zahnfleischentzündung, erhielt er vom Schiffsarzt oder vom Kapitän einige getrocknete Eukalyptusblätter. Die mußte er kauen und wieder spukken. Üblich waren auch Zahnfleisch-Massagen mit Arnika-Tinktur und Spülungen mit Salbei-, Eichenrinden- oder Eibischwurzel-Tee.

Zahnschmerzen
Zahnschmerzen waren an Bord zu allen Zeiten besonders gefürchtet. Da es keine Zahnärzte gab, mußte man sich mit handfesten Seemanns-Rezepten behelfen:
Ein seltsames Mittel stammt aus dem Mittelmeerraum. Die Matrosen bekamen vom Koch oder vom Arzt ein Schnapsglas voll Rum mit einer Messerspitze voll Kreide. Sie mußten diese »Mischung« durch jenes Nasenloch aufziehen, auf dessen Seite die Zahnschmerzen zu verspüren waren. Bis heute weiß niemand, warum dieses Mittel wirkte. Aber soweit man den Berichten von Seereisen glauben darf, hat es tatsächlich geholfen.
Ein weiteres bekanntes Mittel: Ein halber Teelöffel Sirup oder Honig wurde mit einem halben Teelöffel Senf vermischt. Dazu kam eine Messerspitze gemahlener Pfeffer. Dann bestrich man damit ein Pflaster und legte es genau dort auf, wo die Zahnschmerzen pochten. Ein alter Seemanns-Spruch besagt: »Senfpflaster ziehen den Schmerz heraus!«
Bewährt war es auch, einfach einen kräftigen Schluck Rum, Weinbrand oder Cognac zu nehmen und auf den schmerzenden Zahn einwirken zu lassen. Viele Matrosen kauten fünf Wacholderbeeren.
Manche Köche mischten in der Kombüse Wacholderbeeren, getrocknete Wacholderzweigspitzen und Huflattichblätter zu gleichen Teilen, zündeten das Ganze in einem Topf an und hielten den Kopf des Matrosen darüber. Er mußte den Rauch mit dem Mund aufsaugen, um seine Schmerzen loszuwerden.
Auf Fischerbooten war es üblich, warmen Kamillen-Tee zu schlürfen und einige Zeit im Mund zu behalten. Auch Baldrian-Tee konnte zum Erfolg führen.
An Land aber mußte in jedem Fall der Zahnarzt helfen.

Heiserkeit
Es war kein Wunder, daß Matrosen und Passagiere auf langen Seereisen in früheren Zeiten oft unter Heiserkeit litten, vor allem wenn sie durch schlechtes Wetter kreuzen mußten. So enthalten Aufzeichnungen von Schiffsärzten viele praktische Tips gegen Heiserkeit.

- Ein tüchtiger Schiffskoch wußte in seiner Kombüse schnell Rat: Er verrührte zwei bis drei rohe Eier in etwas Branntwein, diese Mischung trank man schluckweise.

Oft wurden auch Zwiebelringe gehackt, in einer Pfanne erhitzt, auf ein Tuch gelegt und um den Hals gebunden. Wenn Vogelbeeren-Tee oder Bibernellen-Tee an Bord war, gurgelten die Männer damit: sie mußten das Rauchen einstellen und scharfe Gewürze meiden.
Honigmilch mit Branntwein war ein beliebtes Seemannsrezept vergangener Tage, das auch heute zu Land noch erfolgreich verwendet wird: Man erhitzt einen Viertelliter Milch, gibt zwei Eßlöffel Honig und einen Schuß Branntwein oder Weinbrand dazu und trinkt die Milch heiß und schluckweise.
Viele Matrosen spülten ihren Hals auch mit Salbei-Tee, Malven-Tee oder Holunderblüten-Tee, sie wurden mit Honig gesüßt und schluckweise getrunken.
Ein bewährtes Seemannsmittel war auch das Zwiebelwasser. Der Schiffskoch schnitt eine Zwiebel in dünne Scheiben und legte sie in einen Topf. Dann goß er schales, abgestandenes Wasser darüber und ließ das Wasser ein bis zwei Stunden auf die Zwiebel einwirken, so daß die Säfte und Öle der Zwiebel auslaufen und sich mit dem Wasser vermischen konnten. Dann wurden die Zwiebelringe herausgenommen. Das Wasser mußte der Patient langsam und schluckweise trinken und außerdem damit gurgeln.

Kehlkopfkatarrh
Bei Kehlkopfkatarrh mußte der betroffene Matrose unter Deck in seine Hängematte. Er bekam Halsumschläge mit einem Brei aus Heilerde, Lehm oder Bockshornklee-

samen. Auch regelmäßiges Gurgeln mit Salbei-Tee war üblich.

Handelte es sich eher um einen Rachenkatarrh, also waren die Schmerzen und Entzündungen weiter hinten im Hals zu spüren, dann wurde mit Zinnkraut-Tee gegurgelt.

Wieder wird man an Pfarrer Kneipp erinnert, wenn man liest, daß Matrosen mit Rachenkatarrh an Deck geholt wurden, wo ihnen ihre Kameraden unter lautem Gejohle einige Eimer mit kaltem Meereswasser über Beine und Füße gossen. Kneipp riet bei dieser Erkrankung zu eifrigem Wassertreten und kalten Fußbädern.

Nach den Güssen an Deck wurden die Beine des Patienten trockengeschrubbt, dann mußte er wieder in seine Hängematte unter Deck.

Mandelentzündung

Kam es bei einem Matrosen zu einer Mandelanschwellung oder Mandelentzündung, so gab es dagegen eine Reihe von naturheilkundlichen Maßnahmen, die auch heute noch interessant sind:

Die Männer mußten sich über Nacht Wolltücher um den Hals wickeln. Der Schiffskoch legte ihnen heißen Bockshornkleesamen-Brei auf den Hals auf und band ein Tuch darüber.

Oft halfen Spülungen mit Salbei-Tee, Quarkumschläge oder Heilerdeumschläge.

Manche Matrosen banden sich einfach unter einem Wolltuch rohe Zwiebelscheiben um den Hals und ließen die ätherischen Öle der Zwiebel auf die Haut wirken.

Halsschmerzen

Halsschmerzen waren bei den Matrosen vergangener Seemannstage an der Tagesordnung, weil sie immer wieder extremen Temperaturunterschieden sowie Nässe und Kälte ausgesetzt waren.

Es gab vielfach in den Schiffsapotheken sogenanntes Meer-Löß-Moor-Pulver, das man auch heute noch in der Apotheke kaufen kann. Der Matrose bekam abends vom Arzt oder vom Koch einen halben Teelöffel davon in den Mund und mußte das Pulver länger auf die Mundschleimhäute einwirken lassen.

Man verrührte Bienenhonig mit frischem Zwiebelsaft und nahm einen Teelöffel davon mehrmals am Tag ein. Heißes Wasser mit Honig war ein beliebtes Mittel. Es wurde ebenfalls langsam und schluckweise getrunken.

Auch bei dieser Erkrankung war es üblich, ganze Zwiebeln zu rösten und heiß auf den Hals aufzulegen. Vorher mußte der Matrose ein wenig davon essen.

Auf italienischen Schiffen galt folgendes Rezept: Leinsamen wurde fein gemahlen und mit Honig zu einem dicken Brei vermischt. Davon nahm man dann mehrmals am Tag einen Teelöffel.

Wirksam war es auch, wenn der Schiffskoch zwei Handvoll Kamillenblüten in einem halben Liter Weinessig kochte, dann die Blüten herausnahm, in ein Tuch wickelte und heiß auf den Hals auflegte. Selbstverständlich kam noch ein trockenes Tuch darüber.

Gräten im Hals

Wenn ein Schiff nach langer Fahrt in einen Hafen einfuhr und es dort reichlich Fisch zu kaufen gab, dann fand im allgemeinen an Bord ein großes Fischessen statt. Da die Männer meist gierig aßen, gab es auch Unfälle. So mancher Matrose wäre an einer Gräte im Hals erstickt, wenn nicht sofort Gegenmaßnahmen eingeleitet worden wären:

Den betroffenen Matrosen wurde eine geschälte, in Würfel geschnittene Zitrone in den Mund gestopft. Die Säure weichte die Gräte in kurzer Zeit auf. Wenn der Mann dann eine Schnitte Brot aß, glitt die Gräte mit hinunter in den Magen und konnte keinen Schaden mehr anrichten. Manche Matrosen aßen oder würgten geknetetes Brot hinunter, um die Gräte vom Hals in den Magen zu befördern. Der gleiche Effekt konnte mit Apfelessig oder Sauerkraut erzielt werden.

Nackenschmerzen

Nach harter Arbeit an Bord oder nach heftigem Schwitzen bei der Arbeit traten mitunter bei Matrosen Nackenschmerzen auf.

Man übergoß dann den Nacken des Betroffenen mit sehr warmem oder heißem Wasser. Man wußte damals nicht recht, warum das nützte. Heute kann man es erklären: Die Nackenmuskeln wurden entkrampft.

Meist aber rieben sich die Matrosen gegenseitig den Nacken mit Salben ein: Am beliebtesten waren die Ringelblumensalbe und die Propolissalbe.

Eine ungewöhnliche Behandlung, die wir interessanterweise in der chinesischen Akupressur wiederfinden, wurde auf französischen Schiffen praktiziert: Der Schiffsarzt schlug dem Matrosen mit der geballten Faust gegen die Fußsohlen, vor allem gegen den Mittelfuß und gegen die Ballen der großen Zehen.

3. Bananen fürs Herz, Senfbrot für den Atem

Die besten Seemanns-Rezepte gegen Erkrankungen in Brust und Rücken

Bronchialasthma

Durch starken Nebeleinfluß litten auf bestimmten Schiffsrouten vor allem die älteren Matrosen an Bronchialasthma. Man legte den Männern bei einem Schmerzanfall heiße Tücher auf Brust und Leib; sie bekamen aus der Bord-Apotheke Holundersaft und Huflattichsaft zu trinken.

Oft trieb der Schiffskoch in der Kombüse vier Eßlöffel warmen Salbei-Tee mit vier Eßlöffel zerlassener Butter ab und massierte damit Brust, Rücken und Schulterblätter des Patienten. Diese Salbe wird auch heute noch in vielen nordischen Fischerfamilien verwendet.

Der betreffende Matrose wurde an Deck gebracht, damit er frische Luft atmen und in einem Eimer mit Meerwasser die Füße baden konnte.

Ein weiteres sehr beliebtes Rezept an Bord: Drei Teile geriebener Meerrettich wurden mit einem Teil Bienenhonig gründlich verrührt. Davon nahm man dreimal am Tag je einen Teelöffel ein.

Bronchitis

Bei Bronchitis oder Bronchialkatarrh wurden an Bord meist Senfwickel angelegt: Der Koch verrührte fünf Eßlöffel Senfmehl in zwei Liter heißem Wasser, tauchte einige Tücher ein, drückte sie aus und legte sie dem Patienten auf die Brust. Mit einem trockenen zusätzlichen Tuch darüber mußte der Matrose eine Stunde liegenbleiben.

Auf vielen Schiffen war es üblich, daß Matrosen die Dämpfe von Kamillen-Tee inhalierten. Sie mußten dazu den Kopf über einen Topf mit kochendem Wasser halten. Mancher Schiffsarzt rieb den kranken Matrosen auch die Brust mit Eukalyptusöl oder mit Thymianöl ein.
Beliebt war es, rohe, in Scheiben geschnittene Kartoffeln auf die Brust zu legen, mit trockenen Tüchern abzudecken und 30 Minuten einwirken zu lassen.
In Seemannsheimen wusch man dem Patienten in regelmäßigen Abständen mit verdünntem Apfelessig die Brust.

Atemschwierigkeiten und Atemnot

Bei Arbeiten an den Segeln passierte es bei Sturm nicht selten, daß einem der Männer der Atem wegblieb und er mit Atemnot-Symptomen unter Deck gebracht werden mußte. Er bekam aus der Bord-Apotheke zwei Eßlöffel Huflattichsaft, mit etwas Honig vermischt oder ein Stück Brot bzw. Zwieback dick mit Senf bestrichen. Das wirkte oft wahre Wunder.
In alten Seemannsbüchern ist ein spezielles Tee-Rezept gegen Atemnot nachzulesen: Drei Teile Beinwell, drei Teile Huflattich, drei Teile Minze, zwei Teile Brombeerblätter werden vermischt. Davon wird 1 Eßlöffel mit einem Viertelliter kochendem Wasser überbrüht. Dann zehn Minuten ziehen lassen, durchseihen und pro Tag zwei Tassen davon schluckweise trinken.

Schleim in den Atemwegen

Verschleimte Atemwege gehörten in vergangener Zeit oft zum Seemannsleben wie das Meer. Darum gibt es auch relativ viele Rezepte dagegen.
Der Schiffskoch kochte Kartoffeln mit der Schale, füllte sie heiß in einen Leinensack und zerdrückte sie zu einem heißen Brei. Diesen Sack legte er dann dem betroffenen Matrosen auf die Brust auf und ließ die Hitze eine halbe Stunde einwirken. Wenn keine Kartoffeln an Bord waren, konnte man diese Therapie auch mit erhitztem Leinsamen durchführen.

Eine wirksame Brustauflage gab es auch auf spanischen Schiffen: Der Schiffsarzt strich zwei Eßlöffel Waldhonig, die er im Wasserbad erwärmt und mit zwei Eßlöffel Meerrettich verrührt hatte, auf ein Leinentuch und drückte es dem Patienten auf die Brust.
Auch das Kochwasser von Pellkartoffeln galt in dieser Seefahrt als Heilmittel gegen verschleimte Atemwege. Eine Tasse von diesem Wasser wurde mit 50 Gramm Honig oder Kandiszucker verrührt. Das Ganze mußte einmal kurz aufkochen und wurde in kleinen Schlucken getrunken.
Oft kochte der Schiffskoch ein Brötchen mit Milch zu einem Brei und legte den heißen Brei mit einem Tuch auf den Hals des Kranken. Nach 30 Minuten trat meist eine Besserung der Verschleimung ein. Auch das regelmäßige Gurgeln mit Eisenkraut-Tee oder mit Lindenblüten-Tee war üblich.
Matrosen mit verschleimten Atemwegen durften eine Zeitlang nur wenig Alkohol trinken und mußten scharfe Gewürze meiden.

Husten

Hustenanfälle bei Matrosen galten als Vorboten einer Krankheit und waren sehr gefürchtet. Ein alter Seemanns-Spruch der Briten besagte: »Den Husten schickt der Teufel übers Meer . . .«
In jeder Bord-Apotheke und in jeder Kombüse gab es schon immer eine große Flasche mit Hustensaft. Meist braute den Saft der Koch selbst während seines Landurlaubs nach folgendem Rezept: Sieben Gramm Fenchel, sieben Gramm Majoran wurden in einem Topf mit einem Viertelliter kochendem Wasser übergossen und über Nacht zugedeckt hingestellt. Am nächsten Tag wurde das Ganze durch ein Sieb oder durch ein Tuch geseiht. Dazu kamen 250 Gramm Honig oder Kandiszucker, wobei man die ganze Zeit umrühren mußte. Man füllte die Flüssigkeit in eine Flasche und bewahrte sie an einem kühlen Ort auf. Bei Bedarf gab man bei Husten pro Tag dreimal je einen Eßlöffel.

Bei einem Hustenanfall war meist an Bord ein Eßlöffel Spitzwegerichsaft vorhanden, außerdem rieben sich die Matrosen die Brust mit Thymianöl, Kampferöl oder Eukalyptus-Öl ein.
Heute gilt an Bord: Bei einem jähen Hustenanfall nimmt man schnell einen Teelöffel Kondensmilch ein. Das hilft meist sehr gut.
Wirksam war immer schon ein Brustwickel mit heißer Milch. Den gab es aber nur auf größeren Reiseschiffen, weil für die Mannschaft die Milch für medizinische Behandlungen zu kostbar war.
Hier noch das Rezept, das zu Zeiten der Armada als Hustensaft in Hafenstädten für auslaufende Schiffe angeboten wurde: Kirschenstiele – fünf Gramm für einen Viertelliter Wasser – wurden kurz aufgekocht, mußten zehn Minuten ziehen, wurden dann durchgeseiht und mit Honig gesüßt. Das Getränk wurde vor allem gegen krampfartigen, plötzlichen Husten genommen.

Lungenentzündung

An einer Lungenentzündung konnte man zur Zeit der großen Seefahrer bei mangelnder ärztlicher Betreuung leicht sterben. Deshalb war jeder Kapitän bestrebt, einen Matrosen schnell an Land zu einem Arzt zu bringen, sofern an Bord kein Mediziner war und der Verdacht auf Lungenentzündung bestand.
Wenn ein Matrose große Schmerzen in der Brust hatte, wurde er hingelegt und bekam von seinen Kameraden feuchtheiße Tücher auf die Brust gelegt. Darüber deckte man warme Wolltücher.
Zu trinken bekam der Patient einen speziellen Kräuter-Tee aus Lungenkraut, Spitzwegerich und Eibischwurzeln zu gleichen Teilen gemischt. Davon wurde ein Eßlöffel mit einem Viertelliter kochendem Wasser überbrüht. Nach zehnminütigem Ziehen wurde er durchgeseiht und dann schluckweise getrunken.

Rippenfellentzündung

Im Falle einer Rippenfellentzündung legte der Schiffsarzt in vergangenen Seefahrertagen auf die schmerzenden Stellen heiße Senfwickel, Quark oder heiße Heublumenauflagen auf.
Der kranke Matrose mußte zugedeckt liegen, weil er viel Wärme brauchte. Salbei-Tee erleichterte seine Situation.

Herzschwäche und Herzschmerzen

Zur Zeit der Segelschiffahrt gab es bei den Matrosen auch immer wieder gesundheitliche Probleme mit dem Herzen. In Büchern und Tagebüchern von Schiffsärzten sind hierzu eine Reihe von Ratschlägen zu finden:
Viele Kapitäne animierten ihre Matrosen in südlichen Häfen zu reichlichem Konsum von Bananen. Damals schon galt: Wer viel Bananen ißt, der stärkt sein Herz, denn Bananen enthalten reichlich Magnesium und Kalium.
Bei Herzschmerzen bekamen Matrosen heiße Kompressen auf die linke Brusthälfte, wurden sofort von der Arbeit abgezogen und mußten täglich zur Kräftigung einen Teelöffel Bienenhonig essen.
Seemannspfeife, Kautabak, Schnupftabak und Alkohol waren verboten.
Herzpatienten mußten mehr Sauerkraut als andere Männer essen. Das tat ihnen gut. Heute gibt es eine wissenschaftliche Erklärung dafür: Sauerkraut liefert dem Organismus das lebensnotwendige Vitamin C, das gerade ein angegriffenes Herz reichlich braucht.
Spargel galt in der Seefahrt als Beschützer des Herzens. Auch heute noch bestätigt das die Naturheilkunde. Denn Spargel entwässert den Körper auf natürliche Weise.
Gegen Herzschmerzen trugen alte Seebären oft ein Säckchen mit folgenden getrockneten Kräutern auf der Brust: Thymian, Dostenkraut, Pfefferminze, Baldrian und Lavendel. Die Düfte und Öle der Kräuter beeinflußten das Herz über die Atemwege.
In manch einer Kombüse wurde folgendes Herzstärkungsmittel gebraut: Drei Eßlöffel zerkleinerte Nelkenwurz-

Wurzel wurde acht Tage lang in einen Liter Weißwein gelegt, mußte im Fenster eines warmen Raumes stehen und wurde dann durchgeseiht. Man trank fürs Herz täglich ein Schnapsgläschen davon. Auch Schlüsselblumen-Tee diente zur Kräftigung des Herzens.

Das folgende Rezept für einen Herz-Wein stammt von einem Schiffskoch und hat Eingang in die gesamte Naturheilkunde gefunden: Eine Handvoll Hagebutten wurden in einem Dreiviertelliter Branntwein zwei Wochen lang angesetzt. Heute bekommt man im Reformgeschäft bereits fertige Herz-Weine zu kaufen.

Manche Matrosen nahmen zur Stärkung ihres schwachen Herzens tägliche einen Teelöffel von folgender Heilmischung: ein Teil Himbeersirup und zwei Teile Weinessig.

Bei plötzlich aufkommenden Herzbeschwerden gab es an Bord vom Apotheker, Arzt oder Koch meist 20 Tropfen Baldriangeist auf einen Teelöffel Zucker oder Honig.

Nach einem Seemannsbrauch aus dem 19. Jahrhundert wurde gegen Herzschmerzen und Herzschwäche Spargelwasser getrunken. 80 Gramm Spargel wurden in einem Liter kaltem Wasser angesetzt und mußten acht Stunden stehen. Dann wurde das Wasser abgegossen und mit zwei Teelöffel Honig gesüßt. Man nahm davon jede Stunde einen Eßlöffel.

Eine plötzliche Herzerregung wurde an Bord auf folgende Weise behoben: Man tränkte ein Tuch in eiskaltem Wasser und legte es vorsichtig auf die Herzgegend. Der Kälteschock wirkte oft regulierend. Dasselbe erreichte man, wenn man die Füße des Patienten mit nassen Tüchern umwickelte oder in einen Wassereimer steckte.

Oft bekamen Matrosen bei Herzerregung eine Messerspitze Anissamen, auch zerstoßene Nelkenblüten wurden gegeben. Man spülte sie mit einem Glas Zitronenwasser hinunter.

Alte Matrosen, die an nervösen Herzschmerzen litten, trugen meist ein Fläschchen mit Rosmarinöl oder Mentholöl oder einer Mixtur von beiden bei sich. Sie rieben sich damit mehrmals am Tag die Herzgegend ein.

Rücken- und Bandscheibenbeschwerden

Wenn Matrosen in früherer Zeit nach harter Arbeit an Bord Schmerzen in der Rückengegend hatten, dann wußte damals niemand, ob es sich um Rückenmuskelschmerzen oder um Bandscheibenbeschwerden handelte. Da die Männer aber zur weiteren Arbeit gebraucht wurden, bemühten sich Kapitäne, Koch oder Schiffsarzt, die Schmerzen zu beseitigen.

Man rieb die Matrosen mit verschiedenen Salben ein. Oft wurde die aus der Antike bekannte Propolis-Melbrosin-Salbe verwendet.

Die Männer mußten mehrere Wochen täglich zwei Tassen Löwenzahnwurzel-Tee trinken.

Wirksam war auch eine Wirbelsäulen-Massage mit Johanniskrautöl.

Kreuzschmerzen

Bei Überanstrengung und Rheumabeschwerden hatten viele Matrosen Kreuzschmerzen.

Kapitän oder Arzt verordneten meist: Einreibungen mit Arnika-Tinktur oder Franzbranntwein. Auch Auflagen von heißen Heublumensäcken halfen.

Seitenstechen

Vor allem neu angeheuerte Schiffsjungen, die anstrengend arbeiten mußten, klagten öfter unter Seitenstechen.

Sie mußten sich mehrmals zu Boden beugen und dabei die Arme ganz locker herabhängen lassen. Bei besonders starken Schmerzen wurde ein warmer Brustwickel aufgelegt. Man tauchte ein Leinentuch ins Wasser, das etwa 37 Grad Celsius haben mußte, wrang das Tuch aus, faltete es und legte es dem Patienten um die Brust. Darüber kam eine Wolldecke. Der Wickel wurde nach 20 Minuten wieder entfernt.

Auch eine Teemischung aus Kümmel, Anis und Fenchel sowie Kalmuswurzeln half meistens. Die Zutaten wurden zu gleichen Teilen gemischt. Zwei Teelöffel davon wurden vom Schiffskoch mit einer Tasse Wasser kalt aufgesetzt, mußten drei Minuten kochen, wurden dann durchgeseiht und warm getrunken – jeweils drei Eßlöffel täglich vor jeder Mahlzeit.

Nierenerkrankungen

Ernährungsfehler und Witterungseinflüsse führten an Bord öfter zu Nierenerkrankungen.

Man gab den Matrosen Bärentrauben-Tee, Wacholder-Tee, Zinnkraut-Tee oder Birkenblätter-Tee. Der Schiffsarzt ließ Pellkartoffeln kochen, zerdrückte sie mit der Schale und legte sie – meist in einem Leinensack – auf die schmerzende Nierenstelle, darüber eine Seemannsdecke, so daß ein Hitzestau entstand.

Die Männer aßen viel Zwiebel und wurden angehalten, des öfteren Wasser mit Apfelessig zu trinken.

Heute empfiehlt sich gegen Nierensteinschmerzen ein Viertelliter Mineralwasser mit einem Eßlöffel Apfelessig.

4. Kümmelkörner für den Magen, Händereiben für die Leber

Die besten Seemanns-Rezepte gegen Erkrankungen in Bauch und Unterleib

Blasenkatarrh

In den Krankengeschichten von Seeleuten finden sich immer wieder Hinweise auf den Blasenkatarrh. Vermutlich waren die Männer auf Seereisen mit extremen Witterungs- und Temperaturschwankungen verstärkt davon betroffen. Jedenfalls gab es viele Ratschläge gegen dieses unangenehme Leiden.

Die Matrosen tranken abends eine Tasse Selleriewurzel-Tee, sie wurden angehalten, sich warm anzuziehen. In Seemannsheimen steckte man sie kurzerhand in einen Bottich mit heißem Wasser. Bei rund 35 Grad Celsius mußten sie dann bis zu einer halben Stunde sitzen.

Auf vielen Schiffen war es Brauch, einen heißen Heublumensack auf die Blasengegend zu legen. Schiffsärzte und Köche hatten häufig Heublumensäcke mit. Sie richteten sie vor dem Auslaufen her: Leinensäcke wurden mit Heu gefüllt und bei Bedarf im Backrohr des Kombüsenofens erhitzt.

Bei starken Schmerzen bekamen die Matrosen einen Einlauf mit heißem Kamillen-Tee.

Schiffe, auf denen auf Kräuterbehandlung Wert gelegt wurde, verfügten über eine spezielle Anti-Blasenkatarrh-Mischung: Bärentraube, Schachtelhalm, Pfefferminze,

Thymian und Zinnkraut wurden zu gleichen Teilen gemischt. Davon wurde ein Eßlöffel mit einer Tasse kochendem Wasser überbrüht. Man ließ das Ganze 15 Minuten ziehen, seihte es durch und trank den Tee warm und ungesüßt.
Matrosen, die im asiatischen Raum auf fremden Schiffen dienten, drückten gegen Blasenkatarrh die Daumen mehrmals am Tag in die Leistengegend. Dann setzten sie die Mittelfinger unterhalb der Kniekehlen an und preßten die äußeren Fußknöchel. Im Grunde genommen waren das Akupressur-Übungen, wie man sie in China seit 5000 Jahren kennt.

Blasensteine

Seeleute litten auch schon zur Zeit der großen Entdeckerreisen an Blasensteinen.
Sie tranken dagegen Hagebutten-Tee, Bibernellen-Tee oder auch aus beiden ein Teegemisch mit Honig gesüßt. Während des Landurlaubs bekamen sie vom Schiffsarzt den Auftrag, Holzaschebäder zu nehmen. In Badehäusern wurden Wannenbäder mit Haferstrohzusatz angeboten.

Harnstörungen

Gegen Harnstörungen gab es im Mittelmeerraum folgendes Seemannsrezept: Ein Teelöffel Zypressenblätter wurde in einer Tasse Rotwein aufgekocht. Davon trank man zweimal am Tag je eine Tasse.
Schiffsärzte verschrieben gern Goldrauten-Tee.
Nach einem Rezept, auf das auch heute noch Naturheilexperten schwören, werden zu gleichen Teilen Meisterwurz und Klettenwurzel gemischt. Dazu kommen etwas Hanf und Hopfen. Von diesem Gemisch setzt man einen Eßlöffel mit einem Viertelliter kaltem Wasser einige Stunden an, kocht dann kurz auf, seiht ab und trinkt davon dreimal am Tag je eine Tasse.

Magenschmerzen

Durch die mangelnde und einseitige Kost an Bord der Segelschiffe waren Magenschmerzen bei der Mannschaft öfter an der Tagesordnung. Schiffsärzte und Köche waren darauf spezialisiert.
Die Betroffenen tranken Wermut-, Thymian- oder Schafgarben-Tee. Meist wurden einige Körner Anis vor dem Aufbrühen dazugegeben. Sie legten sich warme Tücher auf die Magengegend und kauten und schluckten Kümmelkörner.
Gelegentlich wurde einen Tag lang nur Zwieback mit Kamillen-Tee serviert.

Magenverstimmung

Handelte es sich nur um eine leichte Magenverstimmung, so wurde ein Teelöffel Kamillenöl eingenommen und ein Schluck Wasser nachgetrunken.
Der betreffende Matrose mußte einmal am Tag zwei Eßlöffel Sauerkraut essen, das klein gehackt und mit einer feingehackten Zwiebel und drei zerdrückten Knoblauchzehen vermischt war.
Mancher Schiffskoch bereitete Kartoffeln mit Schale im Dampftopf zu, zerdrückte sie, stopfte sie in einen Leinensack und legte den auf den schmerzenden Magen des Patienten.
Anstelle einer Mahlzeit mußte der Matrose einige Walnüsse kauen. Das praktizierten bereits die Römer in der Antike gegen Magenverstimmung.
Handelte es sich um einen verdorbenen Magen von zu üppigem oder schlechtem Essen, dann bekamen die Matrosen Knoblauch und Kümmel zu kauen. Dazu tranken sie Tee aus der Galgantwurzel und aus der Kalmuswurzel.

Magenschleimhautentzündung

Wenn zur Zeit der Seefahrer Beschwerden im Magen auftraten, die an unsere Gastritis erinnern, dann wurde vor jeder Mahlzeit eine Tasse Kalmus-Tee verordnet.

Die Matrosen mußten täglich einen Schluck vom sogenannten Tormentillöl nehmen und tranken dann etwas Wasser nach. Bei starken Schmerzen gab der Schiffsarzt 10 Tropfen Knoblauchsaft auf einen Löffel mit Zucker oder mit Honig. Der Koch servierte Haferbrei, Reisbrei und Haferschleimsuppe.

Matrosen auf italienischen Schiffen bekamen den Saft von einigen rohen, geschälten und gepreßten Kartoffeln. Sie mußten davon zwei Wochen lang jeden Morgen auf nüchternen Magen etwa ein Achtelliter schluckweise trinken.

Magen-Darm-Katarrh
Gegen Magen-Darm-Katarrh verordnete der Schiffsarzt Pfefferminz-Tee, Ruhetage in der Hängematte, Einläufe mit Kamillen-Tee oder einen Eßlöffel Heilerde.
Gelegentlich bekamen die Betroffenen auch jeden Tag auf nüchternen Magen einen Eßlöffel gemahlenen Leinsamen, der in einem Glas Wasser aufgelöst wurde.
Abends legten sich die Matrosen warme Töpfe auf den Bauch.
Wärme hilft auch heute noch gegen dieses Leiden.

Schwacher Magen
Vor allem Schiffsjungen und neu angeheuerte Matrosen, die manch ungewohnte Kost an Bord nicht vertrugen, bekamen einen schwachen Magen.
Sie durften nichts Blähendes essen, bekamen tagelang Kamillen-Tee vorgesetzt oder wurden mit Kräuter-Likör »gelabt«, der immer in der Kombüse oder in der Bord-Apotheke vorrätig war.

Ein beliebtes Likörrezept gegen Magenschwäche bestand aus folgenden Zutaten: Sechs Eßlöffel zerdrückte Wacholderbeeren, drei Eßlöffel Tausendgüldenkraut, drei Eßlöffel Arnikablüten, ein Eßlöffel Kümmel, ein Liter Weißwein, ein Eßlöffel Enzianpulver wurden vermischt und vier Tage lang in einem verschlossenen Gefäß an einem kühlen Ort aufbewahrt. Dann wurde der Wein abgegossen und mit sechs Eßlöffel Honig gesüßt. Davon trank man eine halbe Stunde vor dem Essen ein halbes Schnapsgläschen.
Gegen Magenkrämpfe gab es an Bord meist Hagebutten-Tee oder Baldrianwurzel-Tee.

Sodbrennen
Matrosen klagten oft über Sodbrennen.
Sie erhielten dann trockene Brombeerblätter aus der Bord-Apotheke, die sie gründlich kauen mußten.
Der Koch rührte den betroffenen Männern vor dem Essen einen Eßlöffel Heilerde mit etwas Wasser an.
Die Matrosen tranken den Saft einer ausgepreßten Kartoffel oder verzehrten ein Stück Fettkäse ohne Brot.

Aufstoßen
Aufstoßen galt in vergangener Zeit nicht als Unart, war eigentlich üblich und selbstverständlich geduldet. Dennoch hatten manche Seeleute das Bedürfnis, etwas dagegen zu tun. Sie nahmen einen Eßlöffel zerstoßener Lindenholzkohle in etwas Wasser aufgelöst, oder sie bekamen vom Schiffsarzt ein bis zwei Messerspitzen fein zerstoßene Wermutblätter und ließen diese langsam auf der Zunge zergehen.

Blähungen
Matrosen, die hemmungslos aßen und tranken, litten immer wieder unter Blähungen.
Zur Erleichterung machten sie sich heiße Leibumschläge mit Essigwasser, die jede halbe Stunde erneuert wurden.
Der Schiffskoch bereitete ein Glas Milch mit einer Prise gekochtem Kümmel bzw. Fenchel oder er tropfte in ein Glas Wasser sechs Tropfen Kümmelöl bzw. Nelkenöl.
Einfach ist das Rezept eines Seemanns-Tees gegen Blähungen: Ein Teelöffel Fenchelsamen oder Kümmelsamen wird mit einer Tasse kochendem Wasser übergossen, dann zehn Minuten ziehen lassen, durchseihen und lauwarm ungesüßt trinken.

Französische Matrosen kochten gegen Blähungen zwei flache Eßlöffel Dillsamen in einem Viertelliter Weißwein auf. Dann wurde der Wein abgekühlt und durchgeseiht. Man trank davon bei Bedarf ein Schnapsgläschen.

Durchfall

Durchfall an Bord war gefürchtet, weil er bei der Arbeit an und unter Deck große Probleme brachte.

Der Betroffene durfte 24 Stunden nichts essen, zu trinken bekam er ungesüßten Kamillen-Tee oder Pfefferminz-Tee. Danach durfte er Kartoffelbrei oder Haferbrei verzehren. Zu kauen gab es getrocknete Heidelbeeren aus der Bord-Apotheke. Ein Teelöffel Heilerde wurde in einer Tasse Kräuter-Tee aufgelöst und schluckweise getrunken.

Nach einem alten Schiffsrezept wurden 10 Eßlöffel getrocknete Sauerampferblätter aus der Bord-Apotheke mit einem Liter Wasser übergossen und auf kleinem Feuer zehn Minuten gekocht. Nach dem Durchseihen trank man die Flüssigkeit schluckweise.

Verstopfung

Auch hierzu finden sich in der Seemannsheilkunde viele Rezepte:

- Die Matrosen mußten aufgeweichte Dörrpflaumen essen und dazu das Wasser, in dem die Pflaumen aufgeweicht wurden, trinken.
- Leinsamen wurde einige Stunden in kaltem Wasser angesetzt und dann gegessen.
- Abends bekam der Matrose heiße Töpfe auf den Bauch gelegt.
- Er mußte mehrmals am Tag auf dem Deck umherlaufen, um genügend Bewegung zu haben.
- Manche Matrosen bekamen am Morgen auf nüchternen Magen ein Glas abgestandenes oder warmes Wasser.

Empfohlen wurde von Schiffsärzten Fenchel-Tee oder Faulbaumrinde-Tee. Heute noch kennt man in der Naturheilkunde gegen Verstopfung folgendes Rezept: Ein Teil Fenchel und zwei Teile Sennesblätter sowie zwei Teile Faulbaumrinde werden vermischt. Abends wird ein Teelöffel davon mit einer Tasse Wasser angesetzt und am nächsten Morgen abgegossen und getrunken.

Auf manchen Schiffen war es üblich, Männern, die an Verstopfung litten, mehrmals am Tag die Fußsohlen zu massieren.

Bandwurm

Der Bandwurm war eine weitverbreitete Plage unter den Matrosen der Segelschiffahrt. Sie mußten dagegen morgens auf nüchternen Magen bis zu 60 Kürbiskerne kauen und dann zwei Eßlöffel Rizinusöl einnehmen. Danach gab es rohes Sauerkraut oder geschabte rohe Möhren.

Oft wurde auch eine Knoblauch-Kur verordnet. Einige Knoblauchzehen wurden dazu in einem Viertelliter Wasser gekocht und schluckweise getrunken.

Madenwürmer

Noch mehr verbreitet waren auf manchen Schiffen Madenwürmer, die von Mann zu Mann übertragen wurden.

- Die Matrosen mußten viel gedünstete Möhren essen.
- Sie bekamen vom Arzt jeden Tag einen Eßlöffel Erdrauchsaft, wie man ihn heute noch im Reformgeschäft kaufen kann.
- Sie mußten folgenden Tee trinken: Zwei Gramm Weinrautesamen oder Koriandersamen wurden mit einem Gramm Rainfarnblüten in einem Viertelliter Wasser kurz aufgekocht. Nach dem Durchseihen trank man diesen Madenwurm-Töter schluckweise.
- Oft wurde ein Knoblauch-Klistier angewendet. Eine Knoblauchzehe wurde dazu 20 Minuten in Wasser gekocht. Mit dieser Flüssigkeit wurde dann täglich ein Einlauf gemacht, bis der Darm frei von Madenwürmern war.

Hämorrhoiden

Aus Beschreibungen von Schiffsärzten und aus Bordberichten weiß man, daß Hämorrhoiden auch schon zu Segelschiff-Zeiten verbreitet waren.

- Die Matrosen mußten sich auf Anweisung des Schiffsarztes jeden Tag eine halbe Stunde lang mit entblößtem Gesäß auf ein nasses Tuch setzen.
- Sie mußten viel Knoblauchsaft trinken.
- Sie bekamen Sonderportionen rohes Sauerkraut.
- Sie mußten sich täglich den After mit Schweineschmalz oder mit Lebertran einreiben.

- Und sie bekamen eine Kräuterteemischung aus Wacholderbeeren, Angelikawurzel, Spitzwegerich und Zinnkraut.

Nahrungsmittelvergiftung

Wer verdorbene und schlecht gelagerte Lebensmittel aß, der bekam leicht eine Vergiftung.

- Man führte dagegen Einläufe mit Kamillen-Tee durch.
- Die Matrosen bekamen Knoblauchsaft oder Heidelbeersaft.
- Man legte ihnen Heublumenkompressen auf den Bauch.

Darmkatarrh

Gegen Darmkatarrh mußten die Matrosen Blutwurz-Tee trinken oder sie bekamen ungezuckerten Kamillen-Tee, danach zwei Eßlöffel Rizinusöl und dann einen Einlauf mit lauwarmem Kamillen-Tee.

Der Schiffskoch bereitete Schleimsuppe zu.

Wirksam waren auch Darmeinläufe mit Baldrianwurzel-Tee, Löwenzahnwurzel-Tee oder Queckenwurzel-Tee.

Gallenbeschwerden

Gegen Gallenbeschwerden tranken Matrosen Pfefferminz-Tee und legten sich heiße Topfdeckel auf die Schmerzstelle.

- Sie mußten täglich einen Eßlöffel Olivenöl einnehmen und reichlich Dörrpflaumen kauen.
- Sie bekamen Einläufe mit lauwarmem Wasser.
- Man legten ihnen eine Packung mit heißem Leinsamen auf die Lebergegend.
- Der Gallenfluß wurde vom Schiffsarzt mit Bitterklee-Tee gefördert, gestärkt wurde die Galle hingegen mit Brennessel-Tee.

Gallenblasenentzündung

Gegen eine Gallenblasenentzündung hatten deutsche Schiffsärzte folgendes Rezept: Ein Rettich wurde in Scheiben geschnitten, mit Honig übergossen und in einem Teller abgestellt. Der Saft, der sich dabei bildete, wurde dann tagsüber löffelweise getrunken.

Die Matrosen durften kein Schmalz, kein geräuchertes Fleisch und keine Bohnen essen. Auch der Alkohol war einige Zeit verboten. Manche Matrosen bekamen pro Tag bis zu 300 Gramm Rettichsaft, und das oft eine ganze Woche lang. Auch roher Kartoffelsaft führte zur Schmerzlinderung.

Milzstechen

Bei Milzstechen mußte sich der betroffene Matrose zu Boden legen und die Beine etwas anziehen. Der Arzt massierte ihn dann ganz leicht in der Milzgegend. Gegen eine Milzschwellung gab es Steinklee-Tee.

Gelbsucht

Die Gelbsucht ging mitunter auf den Segelschiffen stark um. Die Matrosen bekamen Mariendistel-Tee, Zichorienwurzel-Tee oder Schöllkraut-Tee zu trinken. Sie mußten den ganzen Körper mit Essigwasser abreiben. Gegen Juckreiz gab es Einreibungen mit Zitronensaft.

Leberbeschwerden

Bedingt durch den reichlichen Alkoholkonsum an Bord der Segelschiffe kam es immer wieder bei den Matrosen zu Leber-Problemen, gegen die in der Kombüse Haferschleimsuppe zubereitet wurde.

Die Männer bekamen auch Mariendistel-Tee oder Artischockensaft, je nachdem, was in der Bord-Apotheke vorrätig war.

Stellte der Schiffsarzt eine Leberschwellung fest, mußte der Patient viel Sauerkraut essen oder Sauerkrautsaft trinken.

Wirksam war auch täglich ein Eßlöffel zerriebener oder pulverisierter Birkenblätter.

Manche Matrosen legten sich heiße Heublumensäcke auf die Leber und massierten sich die Lebergegend. In vielen Niederschriften wird Schafgarben-Tee und Bitterklee-Tee empfohlen. Gegen Stauungen in der Leber tranken die Männer Vogelmieren-Tee.

Gegen Leberentzündungen verschrieb der Bordarzt reichlich Erbsen. Heute weiß man, daß sie wegen ihres reichlichen Selengehaltes so wirksam waren.

Ganz allgemein aber galt an Bord die kuriose Regel: Wer seiner Leber etwas Gutes tun will, wer die Lebersäfte frisch halten möchte, der sollte täglich einige Minuten an der Reeling stehen und seine Hände genüßlich reiben! Inzwischen weiß man, daß das im Grunde genommen nichts anderes als eine Akupressur-Übung war, mit der über geheimnisvolle Meridian-Linien die Leberfunktion positiv beeinflußt wurde. Es lohnt sich auch heute, dieses Händereiben täglich seiner Leber zuliebe zu praktizieren.

5. Petersilie im Matrosenhemd, Knoblauch für die Liebe

Die besten Seemanns-Rezepte gegen Potenzprobleme beim Landurlaub

Wenn Matrosen lange Zeit auf hoher See unterwegs waren und sich dann auf einen längeren Landurlaub vorbereiteten, gab es bei den meisten Potenzprobleme; sie gehörten auf vielen Schiffen zu den Hauptgesprächsthemen. Es kommt daher nicht von ungefähr, daß es gerade auf dem Gebiet viele Rezepte gab. Matrosen waren bekannt dafür, daß sie alles ausprobierten, was für die Potenz angeboten und gepriesen wurde.

Manche dieser Naturheilrezepte gegen Impotenz waren tatsächlich sehr wirksam und werden noch immer in der Naturheilkunde erfolgreich angewendet.

Erstmals sollen hier die besten und bekanntesten Rezepte und Anwendungen aus der Seemanns-Literatur genannt werden; sie haben sich durch Jahrhunderte erhalten und werden heute noch in Seemanns- und Fischerkreisen häufig praktiziert.

Die Matrosen aßen und kauten reichlich Knoblauch. Es verjüngt den Organismus und gibt neue Vitalkraft, die sich auch auf den Sexualtrieb überträgt. Ein spezielles Liebesmittel: Eine rohe Knoblauchzehe wird in Bienenhonig getaucht und langsam gegessen. Das soll übrigens auch die Liebesfähigkeit der Frau steigern. Es war in Seemannskreisen üblich, für die Potenz täglich eine Knoblauchzehe – zerdrückt mit einem Eßlöffel voll gehackter Petersilie – zu essen. Manche tranken auch Grog, in dem sie Knoblauch kochten.

Sellerie galt im Seemannsleben immer förderlich für die Liebeskraft. Die ätherischen Öle der Selleriewurzel sind nachweislich potenzstimulierend und wirken bis ins hohe Alter eines Mannes. Außerdem beeinflussen sie auch das vegetative Nervensystem. Am wirksamsten galt Sellerie schon immer, wenn man ihn in rohem Zustand ganz fein

rieb und aß. Man weiß heute, daß die gekochte Selleriewurzel ebenso wertvolle Aktivstoffe enthält, so daß auch der reichliche Genuß von Selleriesalat oder Selleriesuppe zum Erfolg führen kann. Unter den Matrosen war es üblich, getrocknete Selleriewurzelscheiben zu kauen. Wirkungsvoll war auch Selleriesaft. Er wird heute im Reformgeschäft angeboten. Gebackener Sellerie gilt ebenfalls potenzfördernd: Dicke Selleriescheiben werden in Zitronenwasser weichgekocht, in Bierbackteig getaucht und in etwas Öl herausgebacken.
Ein alter Matrosenspruch aus dem 19. Jahrhundert heißt: »Wenn du zum Mädchen gehst, dann iß dich vorher mit Bananen voll!« – Das hat seinen besonderen Grund: Die Banane mit ihren reichlichen Vitaminen, Mineralien und Spurenelementen enthält auch die Hormone Serotonin und Norepinnephrin sowie Vitamine der Gruppe B. Damit mindert sie Alterserscheinungen und gibt neue Lebensfrische. Was die Matrosen wußten, das hat erst kürzlich Prof. Kichi Kurijama, Leiter des Instituts für Lebensmittelforschung in Tokio, nach langjährigen Tests nachgewiesen: Die Banane hat eine anregende Wirkung auf die Sexualität. Sie macht müde Liebhaber wieder munter und reduziert seelische und nervliche Unsicherheiten in der Sexualität.
Der regelmäßige Genuß von Artischocken oder von Artischockensaft wurde als Geheimtip in vielen Hafenstädten des Mittelalters gehandelt. Man nannte damals die Artischocke auch die »Distel des Gartens« und aß die Blätter, während man heute nur die Blütenköpfe verzehrt. Vor allem behauptete man in Seemannskreisen, daß ältere Männer durch die Artischocke wieder potent werden. Heute noch wird älteren Semestern der Genuß von reichlich Artischockensaft aus dem Reformhaus oder von Artischockensalat geraten.
Matrosen, die einen Hafen ansteuerten, forderten vom Schiffskoch Gerichte mit Hafer. Er heizte das Lustgefühl der Männer an und gab ihnen Kraft.
Früher wuchs die Ananas wild an den sandigen Küstenstrichen Nord-Brasiliens. Durch die Schiffahrt wurde sie auch in andere Gegenden gebracht. Heute wird die Ananas in großen Kulturen gepflanzt, man findet sie in Afrika, Asien und auch im Süden Europas. Von den Bewohnern der Antillen, die seit jeher als eifrige Ananas-Esser galten, lernten die Matrosen vergangener Zeiten, daß Ananas zu jüngerem Aussehen und schönerem Haar verhilft. Außerdem soll sie geheimnisvolle Säfte zur Potenzsteigerung des Mannes haben – vor allem dann, wenn sie nicht nur süß, sondern auch scharf schmeckt und die Lippen danach brennen. Das ist im Sommer der Fall. In amerikanischen Kliniken wurden mit Ananassaft erfolgreiche Versuche gegen die Impotenz durchgeführt.
Verstärkter Genuß von Pellkartoffeln galt an Bord ebenfalls als potenzfördernd. Kartoffeln enthalten insulinartige Hormone, die unseren Stoffwechsel anregen und die Fortpflanzungsfähigkeit begünstigen. Vor dem An-Land-Gehen aßen sich die Matrosen zwei, drei Tage mit Kartoffeln voll.
Hoch im Kurs stand zu allen Zeiten bei den britischen Matrosen die Petersilie. An Bord konnten sie meist nur getrocknetes Petersilienkraut kauen. Aber wenn sie an Land kamen, kauften sie frische Petersilie auf dem Markt und kauten sie viele Stunden lang. Heute noch hängt man einem Seemann nach dem Hochzeitsfest ein Büschel Petersilie um den Hals. Man wünscht ihm damit langjährige Potenz. In mittelalterlichen Aufzeichnungen wird darauf hingewiesen, daß Petersilie den Mann bis ins hohe Alter potent erhält.
Seitdem man Spargel kennt, gilt dieses Gemüse als potenzfördernd. Viele namhafte Seemänner schwörten darauf und aßen vor jedem Treffen mit ihren Freundinnen, Frauen oder Geliebten viel Spargel.
Manche Matrosen ließen sich vor dem Landurlaub den Rücken entlang der Wirbelsäule mit Rosmarinöl und Knoblauch einreiben.
Schon im 18. und 19. Jahrhundert kannte man die Kraft von Blütenpollen aus dem Bienenstock. Matrosen zahlten im Hafen ein Vermögen dafür und aßen diese Pollen pur, sie

sollen daraufhin gierig nach Frauen gewesen sein. Manche Seemannsbräute wußten das und mischten ihren Matrosen Blütenpollen ins normale Essen.

Die Wirkung der Blütenpollen auf die Sexualorgane ist inzwischen medizinisch erwiesen. Heute besorgen sich Männer Blütenpollen, die mit Propolis und Gelee Royale aus dem Bienenstock versetzt sind und als Melbrosia bezeichnet werden, in der Apotheke oder in der Drogerie und lassen jeden Morgen dreißig Tage lang den Inhalt von zwei Kapseln auf nüchternen Magen langsam auf der Zunge zergehen. Die Mundschleimhäute nehmen alle Wirkstoffe der Pollen rasch auf, die Potenzwirkung tritt schnell ein. Auch das Kauen von Kürbiskernen war an Bord üblich. Was man damals nicht wußte: sie wirken auch vorbeugend gegen Prostata-Beschwerden. Man kann sie heute im Reformgeschäft kaufen.

Ein geheimes Kräuter-Tee-Rezept stammt von einem belgischen Seemann und wird immer wieder in alten Büchern erwähnt: Zwei Teile Blutwurz, drei Teile Veilchen, drei Teile Brennesselsamen, ein Teil Thymian, vier Teile Bohnenkraut werden vermischt. Davon wird ein flacher Eßlöffel mit einem Viertelliter Wasser eine Stunde lang kalt angesetzt. Dann kurz aufkochen und zehn Minuten ziehen lassen. Abseihen und täglich zwei Tassen morgens und abends trinken.

Seeleute, die im asiatischen Raum unterwegs waren, brachten Ratschläge und Geheimtips für die Potenzsteigerung mit, die deutlich das Wissen um die Akupunktur und Akupressur verraten. Es war nämlich bei vielen Matrosen üblich, daß sie sich mit speziellen Fingergriffen und Druckpunkten am Körper zur Potenz verhalfen. So lehrte ein Matrose dem anderen folgende Griffe, die heute noch gültig sind: Man drückte sich die Spitzen der Zeigefinger gegen den sechsten Brustwirbel, dann eine Handbreit rechts und links vom Lendenwirbel, an der Außenseite der Ellenbogen, zu beiden Seiten des Steißbeins und über dem ersten Kreuzjochbein. Als wirksam galt auch ein Druck in der Mitte der Gesäßhälfte und in den Kniekehlen. »Absoluter Geheimtip« aber waren Fingerdruckübungen unter dem Nabel, in der Leiste, an der Innenseite der Fußknöchel und an den Innenseiten der beiden Fußgewölbe.

Ungarische Donauschiffer brachten Brennesselsamen als Wundermittel für die Potenz ins Gespräch. Doch pries schon vor 2000 Jahren der römische Dichter Ovid den Brennesselsamen als kunstvollen Liebestrank und verriet in seiner Schrift »Liebeskunst« – ars amatoria – ein Rezept, nach dem Brennesselsamen, der im Herbst reif wird, dem Organismus ganz neue Vitalkräfte zuführt. Er enthält potenzstärkende und potenzfördernde Biostimuline, Sekretine, Gerb- und Schleimstoffe, Vitamin E und hochaktives, chlorophyllhaltiges Öl.

Früher sammelten Matrosen an Land den Brennesselsamen, zerstießen ihn in einem Mörser und vermischten ihn mit Honig.

Heute kann man im Reformgeschäft oder in der Apotheke Brennesselsamen in Form eines Tonikums kaufen.

Den Matrosen vergangener Zeiten war natürlich nicht klar, wie wichtig das Vitamin E für die Potenz und den allgemeinen Vitalisierungsprozeß im Organismus war. Doch sie wußten: Wenn sie reichlich Weizenkeime kauten, wenn sie viel Mais aßen, Hafer konsumierten und Sojabohnen verzehrten, hatten sich auch in der Liebe mehr Erfolg.

Heute nehmen Matrosen bei längerem Landurlaub Vitamin-E-Kapseln, meist in hochdosierter Form. Für die Potenz hat sich die wissenschaftlich anerkannte Optovit-E-Form bewährt.

In der Matrosensprache hieß es häufig: Wer viel Erbsen, Bohnen, Weizen, Linsen und Kalbshirn verzehrt, der ist stark im Bett. Heute ist das auch medizinisch klar. Das »Geheimnis« liegt im Lecithin. Viele Ärzte geben Männern, deren sexuelle Leistung nachläßt, Lecithin. Denn nur wenn gewisse Mengen an Lecithin im Körper des Mannes vorhanden sind, kann er genügend Samen produzieren. Die Naturmedizin gewinnt Lecithin aus der Sojabohne.

Matrosen, die heute etwas für ihre Potenz tun wollen, holen sich meist aus der Apotheke Kapseln, die ihrem Körper die

Substanz Ravalgen zuführen. Es handelt sich dabei um die Naturkraft des Knoblauchöles Allizin mit dem Lecithin der Sojabohne.
1610 wurde von holländischen Seeleuten aus Asien die Ginsengwurzel nach Europa gebracht. Man nannte sie ein Wundermittel für die Liebe. Die erste wissenschaftliche Arbeit über diese Wirkung wurde 1697 an der Pariser Akademie der Wissenschaften abgeschlossen. Heute laufen in der Sowjetunion Forschungen und Testreihen auf militärischem Gebiet. Man hat nämlich herausgefunden, daß Ginseng die Konzentration bei Matrosen und U-Boot-Besatzungen steigert. Die Matrosen vergangener Tage wollten mit Ginseng nicht sosehr die Konzentration, sondern die Potenz fördern. Ginseng wirkt sehr positiv auf die männlichen Sexualhormondrüsen. Man trank früher Ginseng-Tee und Ginseng-Tinkturen, oder schluckte auch zerriebene Ginsengwurzeln. Heute kann man Ginseng-Tee in der Apotheke kaufen. Auch Ginseng-Extrakt aus hochwertigen koreanischen Ginsengwurzeln eignen sich als Potenzmittel. Man sollte allerdings eine Ginsengkur nur in Absprache mit dem Hausarzt durchführen.
Grundsätzlich galt bei den Matrosen der Spruch: »Alles, was beim Essen und Trinken stark macht, macht auch in der Liebe stark!« Das war eine kluge Erkenntnis. Denn Verfechter der gesunden Ernährung stehen auf demselben Standpunkt: Alles, was dem Organismus Vitalkräfte zuführt, hebt auch automatisch die Potenz. Darin liegt das Geheimnis vieler Potenzmittel.
In der Seefahrt kaute man immer schon als einfaches Mittel zur Potenz-Steigerung trockene Salbeiblätter oder gab reichlich Salbei in die Speisen.
Mandeln wurden in der Mittelmeerseefahrt schon vor Jahrhunderten für die Liebeskraft verwendet. Mandelmilch mit Honig tranken die Matrosen nicht nur selbst, sie gaben davon auch der Frau ihres Herzens. Und das war das Rezept für den Liebestrank: Vier Eßlöffel süße, geschälte Mandeln wurden durch die Mühle gedreht. Die Mandelmasse wurde mit abgekochtem, warmen Wasser verrührt und mit Honig gesüßt. Manchmal gab man noch etwas Rosenwasser dazu.
Auch Bockshornkleesamen galt bei den Matrosen als wirksames Liebesmittel. Das Rezept dazu stammt aus dem Orient. Ein Viertelliter Milch wurde zum Kochen gebracht und darin ein Teelöffel Bockshornkleesamen-Pulver zehn Minuten lang aufgekocht und ständig umgerührt. Man süßte mit Honig und trank langsam in kleinen Schlucken.

6. Sauerkraut nach der Arbeit, Honig gegen Heimweh

Die besten Seemannsrezepte gegen Erkrankungen des Stoffwechsels und der Nerven

Übergewicht
Schon in alten Zeiten wußte man, daß Übergewicht bei Matrosen unvorteilhaft war. Wohlbeleibte Männer an Bord leisteten weniger und waren krankheitsanfälliger als schlanke Gestalten. Deshalb mußten dicke Seemänner ihre Pfunde rasch wieder abbauen.

Der Schiffskoch gab einem Dicken einfach längere Zeit weniger zu essen. Außerdem durfte er nicht nachsalzen.

An Bord von deutschen Segelschiffen bekamen dicke Seeleute einen Entfettungskräutertee zu trinken: Drei Teile Schafgarbe, fünf Teile Mistel und drei Teile Blasentang wurden vermischt. Davon wurde ein Eßlöffel mit einer Tasse kochendem Wasser übergossen. Nach sieben Minuten Ziehen wurde abgeseiht. Davon mußte der Matrose dreimal am Tag trinken. Meist hatte er dann weniger Appetit.

Magersucht
Frisch angeheuerte Schiffsjungen litten mitunter an Magersucht. Sie aßen zu wenig, weil sie nicht glücklich unter den Matrosen waren, oder weil ihnen das Essen nicht schmeckte. Da Magersucht an Bord auch immer wieder zu Todesfällen führte, findet man in alten Aufzeichnungen Rezepte dagegen:

- Die Jungen mußten morgens auf Deck barfuß umherlaufen, um sich Appetit zu holen.
- Sie bekamen Wermut-Tee oder Tausendgüldenkraut-Tee zu trinken.

Müdigkeit und Erschöpfung
Nach langem und hartem Einsatz an Deck bei Sturm und hohem Wellengang waren die Seeleute erschöpft und manchmal noch am nächsten Tag müde. Um die Müdigkeit wieder zu verscheuchen, durften sich die Männer zwischendurch für eine Stunde in die Hängematte legen.
- Sie bekamen Knoblauchzehen zum Kauen.
- Sie erhielten Weißdornsaft aus der Bord-Apotheke: jeweils zwei Teelöffel in einem Glas Wasser verrührt.

Ein beliebtes Matrosenrezept gegen Müdigkeit: Ein rohes Ei und ein Teelöffel Honig – heute nimmt man Traubenzukker – wurden in einem Viertelliter Rotwein verrührt und langsam schluckweise getrunken. Das machte schnell frisch und munter.
Gegen Müdigkeit nach getaner Arbeit aßen Seeleute rohes Sauerkraut, das mit Wacholderbeeren gewürzt wurde. Das brachte Leben in den Organismus. Ebenso wirkte ein Viertelliter Sauerkrautsaft, langsam während einer halben Stunde schluckweise getrunken. Das »Geheimnis« dieser Wirkung lag in einem Vitamin-C-Stoß.
Gegen Müdigkeit knabbern Matrosen heute noch vielfach Sonnenblumenkerne, wirksam ist auch Rote-Bete-Saft.
Kam die Müdigkeit von den Füßen, rieben sich die Seeleute ihre Fußsohlen mit Pfefferminzöl ein.
Bei Erschöpfung gab es Brennesselsaft aus der Bord-Apotheke.

Gicht
Gicht war bei vielen Matrosen im vorgerückten Alter ein weitverbreitetes Leiden.

Schmerzende Gichtstellen wurden oft mit Rosmarinöl eingerieben. Vorher wurde die betroffene Hautstelle mit kaltem Wasser befeuchtet und wieder gut abgetrocknet; es war auch üblich, die Füße kurz in kaltes Wasser zu stecken und dann gut abzutrocknen.

Bei ausgesprochener Fußgicht wickelte der Schiffsarzt oder der Koch dem betreffenden Matrosen ein Gemisch aus Quark, gehackten Zwiebelstücken und Schweinefett mit einem Tuch um die Schmerzstelle. Die Auflage mußte öfter erneuert werden.

Matrosen rieben die schmerzende Stelle auch mit Weinessig ein und klebten dann ein sogenanntes Honigpflaster darauf. Dabei rieb man die Haut mit Honig ein und preßte dann ein Stück Stoff darüber.

Beliebt waren auch Walnußschalen- oder Haferstroh-Tee. Ein Eßlöffel kleingeschnittenes Haferstroh wurde mit einem Viertelliter Wasser übergossen und aufgekocht. Das Ganze mußte fünf Minuten ziehen, wurde dann durchgeseiht und warm getrunken.

Bei einem heftigen Gichtanfall drückte der Schiffskoch dem Patienten heiße, frischgekochte und zerdrückte Kartoffel auf die betreffende Körperstelle. Ein heißer Heublumensack aus dem Kombüsenofenrohr erzielte denselben Heileffekt.

Nervenentzündung

Schon in alten Seefahrerzeiten klagten Matrosen über Beschwerden, die man heute als Nervenentzündung bezeichnet.

Die Männer rieben sich die schmerzenden Stellen mit Murmeltierfett ein oder legten sich feuchtwarme Moorerde auf. Oder sie zerdrückten drei gekochte Kartoffeln und vermischten sie mit zwei Eßlöffel Weizenkleie. Der Brei mußte eine halbe Stunde einwirken, die Hautstelle wurde gewaschen und abschließend mit Johanniskrautöl eingerieben. Majoranöl oder Fenchelöl wurden ebenfalls verwendet; schmerzlindernd wirkte in vielen Fällen das Waschen mit Essigwasser.

Manche Matrosen schworen auf folgende Radikalbehandlung: Sie tauchten ein Tuch ins Meerwasser und legten es sich auf. Heute raten Ärzte ihren Patienten, Leinen in Salzwasser zu tauchen und kalt aufzulegen.

Eine handfeste Methode gegen Nervenentzündungen kommt aus dem Norden: Man mischt Olivenöl und einen scharfen Obstschnaps zu gleichen Teilen und reibt sich damit ein.

Nervosität

Gegen Nervosität gab es aus der Bord-Apotheke Johanniskrautsaft, zwei, drei Eßlöffel wurden in einem Glas Wasser verrührt und getrunken.

Meist hatte der Schiffskoch auch Baldrian-Tee oder Melissen-Tee bereit. Oder man bekam einfach ein paar Tropfen Baldrian-Tinktur auf einem Stück Brot oder auf einem Löffel Zucker.

Angstzustände

Schiffsjungen lernten auf manchen Schiffen während abenteuerlicher Fahrten das Fürchten und mußten in Momenten besonderer Angst medizinisch betreut werden.

- Sie bekamen Haferbrei zu essen.
- Sie mußten Sauerkraut mit Wacholderbeeren oder Fenchel und Anis kauen.

Wetterfühligkeit

Bei besonders krassen Witterungsunterschieden während einer langen Seereise litten neu angeheuerte Matrosen und Schiffsjungen oft an Wetterfühligkeit.

Sie bekamen dagegen einen Eßlöffel voll Leinsamen, Weidenblätter-Tee oder einen Salzhering.

Seelische Spannungen und Heimweh

Wenn ein Seemann oder ein Schiffsjunge an Heimweh oder seelischen Spannungen litt, mußte er betreut werden. Vor allem deshalb, um zu verhindern, daß sich seine negative Stimmung auf andere übertrug. Das konnte auf einer langen Reise katastrophale Auswirkungen haben.

Schiffsjungen erhielten Honig, das machte sie wieder fröhlich und ausgeglichen. Sie mußten den Honig morgens auf nüchternen Magen zu sich nehmen. Heute weiß man, warum das notwendig war: Der Organismus konnte über die Mundschleimhäute Mineralien, Vitamine und Spurenelemente des Honigs rasch aufnehmen und zur Wirkung beitragen.
Traurige Schiffsjungen bekamen reichlich Nüsse, Pfefferminzblätter oder Datteln zum Kauen. Auch Atemübungen an Deck wurden mitunter vom Kapitän angeordnet.
Der Schiffsarzt riet zu lauwarmen Essigwasserkompressen auf die Herzgegend.
Seemänner mit Heimweh tranken Melissen- oder Baldrian-Tee. Wenn Sauermilch an Bord war, mußte der Betreffende dreimal am Tag ein Glas trinken.

Nervenstörungen
Aus Aufzeichnungen kann man entnehmen, daß Frauen, die sich auf lange Seereisen wagten, mitunter auf hoher See von Nervenstörungen geplagt wurden. Sie mußten einer eigenen Behandlung unterzogen werden.

- Der Schiffsarzt reichte ihnen Pfefferminz-Tee oder Kümmel-Tee.
- Sie erhielten ein Glas Wasser mit 10 bis 15 Tropfen Melissengeist.
- Sie aßen Haferbrei, der mit viel Honig gesüßt wurde.

Gelegentlich bereitete man ihnen ein sogenanntes Sonnenwasser. Ein Glas Trinkwasser wurde zwei Stunden lang in die Sonne gestellt. Davon tranken die Damen dann den ganzen Tag in kleinen Schlucken. Dieses Mittel war auf Schiffen vor allem im 17. Jahrhundert sehr beliebt und wurde auch von Matrosen angewendet, die unter Nervenstörungen litten.

7. Birkenöl für die Gelenke, Tigerbalsam für die Muskeln

Die besten Seemanns-Rezepte für den Bewegungsapparat

Arthritis
Gegen Arthritis aßen die Männer viel Knoblauch. Und sie rieben sich die Gelenke mehrmals mit Essigwasser ein. Dazu mischten sie einen Teil Apfelessig und sieben Teile Wasser.

Arthrosen
Gegen Arthrosen – nicht entzündliche Entartungsvorgänge am Gelenkapparat – tranken die Matrosen zwei, drei Wochen lang tägliche mehrere Tassen Weidenrinde-Tee. Sie hielten ihre Gelenke auch in ihrer Freizeit an Deck in die Sonne. Heute bestrahlt man Arthrosen mit Infrarotlicht.

Knochenschwäche
Knochenerweichung und Knochenschwäche waren in früheren Jahrhunderten eine gefürchtete Krankheit. Sie wurde durch schlechte Wohnverhältnisse und mangelndes Sonnenlicht, aber auch durch Mangelerscheinungen in der Ernährung verursacht.

- Matrosen bekamen dagegen Lebertran.
- Sie mußten Knochenmehl aus der Bord-Apotheke essen.

Gelenkschmerzen
Wenn es bei der Arbeit an Bord bei den Männern zu Gelenkschmerzen kam, hatte man dagegen reichlich Naturheilmittel, die auch heute noch bewährt sind.
Die Matrosen rieben sich die schmerzenden Gelenke mit Brennesselspiritus, Rosmarinspiritus oder – am meisten erfolgreich – mit Birkenöl ein. Vor dem Einreiben mußte der Haut Wärme zugeführt werden, damit sich die Hautporen öffnen konnten. Meist legten sich die Männer heiße Topfdeckel aus der Kombüse auf.
Schiffsärzte rieten zu Heidekraut- oder Johanniskraut-Tee.
Gegen Gelenkentzündungen rieben sich Seeleute Murmeltierfett in die Haut ein und tranken Arnika-Tee.

Gliederschmerzen
Gegen Gliederschmerzen benutzten vor allem ältere Matrosen regelmäßig Latschenkieferöl. Mitunter hatte der Schiffsarzt für solche Fälle auch ein Kräuterkissen, das sich die Männer nachts in der Hängematte auf die schmerzenden Stellen unter die Decke legten.

Gelenkrheumatismus
Gegen Gelenkrheumatismus verwendete man meistens Wacholderöl zum Einreiben und trank dreimal am Tag je einen Eßlöffel Olivenöl.
Einreibungen mit Apfelessig waren im Mittelmeerraum üblich.
Italienische Schiffsärzte verordneten den Matrosen heiße Lehmauflagen. Der Lehm wurde mit heißem Wasser zu einem Brei verrührt und dann aufgestrichen. Diese Therapie ähnelt unseren heutigen Schlamm- oder Moorpakkungen.
Auch Zinnkraut- und Weidenrinde-Tee galten als wirksames Heilgetränk.

Hüftschmerzen

Bei Hüftschmerzen verordnete der Schiffsarzt meist täglich einen Eßlöffel rohes Sauerkraut.

Außerdem waren Heidekrautauflagen bewährt: Zwei Handvoll kleingeschnittenes, getrocknetes Heidekraut wurde mit kochendem Wasser übergossen und mußte auf der heißen Ofenplatte ziehen. Das nasse, heiße Kraut wurde in einen kleinen Leinensack gefüllt, flachgedrückt und auf die schmerzende Hüfte gelegt. Darüber kam ein trockenes Tuch. Das Heidekraut mußte zwei Stunden einwirken. Dann folgte eine Einreibung mit Latschenkieferöl.

Hexenschuß

Auch der Hexenschuß war seit langer Zeit an Bord bekannt.

Man legte heiße Heublumensäcke auf, die der Schiffskoch im Kombüsenbackrohr erhitzte.

Nach einem alten Seemannsrezept wurde Senfmehl mit Honig zu einem Brei abgemischt, auf die betreffenden Stellen aufgetragen und mit einem warmen Tuch abgedeckt.

Auch Brennesselspiritus wurde verwendet.

Aus Asien brachten Matrosen wieder ein Stück der Akupressur-Lehre mit. Sie drückten sich minutenlang die innere hintere Fußsohlenkante. Heute führt man das im Rahmen der Fußzonen-Reflexmassage bei Hexenschuß mit großem Erfolg durch.

Beliebt als Heilgetränk waren an Bord der Birkenblätter-Tee sowie Schwarzer Johannisbeerblätter-Tee.

Muskelkrampf

Hatte ein Matrose einen plötzlichen Muskelkrampf, so legte man ihm einen kühlen Wickel an. Dazu mußte er einen Eßlöffel voll Weizenkeimöl einnehmen und langsam auf der Zunge zergehen lassen.

Heute bekommt der Betreffende eine Magnesium-Brausetablette, weil der Krampf auf einen Magnesiummangel im Organismus hindeutet.

Muskelkater

Nach anstrengender Arbeit und Kletterei in den Segelmasten kam es bei neu angeheuerten Seeleuten oft zu einem zünftigen Muskelkater.

In diesem Fall rieben sich die Männer meist mit dem sogenannten Tigerbalsam ein, den vor allem Seeleute kannten, die im Fernen Osten unterwegs waren. Tigerbalsam gibt es bereits seit rund 400 Jahren. Es handelt sich dabei um eine Salbe aus Nelkenöl, Zimtöl, Pfefferminzöl, Menthol und Kampfer.

Wirksam waren auch Einreibungen mit Propolis-Salbe aus dem Bienenstock oder Holunderblüten-Tee. Auch Einreibungen mit Fenchelöl waren bewährt und bekannt.

Ischias

Berühmte Seefahrer wie Sir Francis Drake oder Prinz Heinrich der Seefahrer litten unter Ischias.

Sir Francis Drake legte sich in akuten Fällen mit dem Vorderkörper auf einen Tisch und ließ sich mehrere Kissen unter den Bauch schieben. In dieser Lage verharrte er bis zu zwei Stunden.

Manche Matrosen legten sich auf den Rücken und lagerten die Beine hoch, so daß die Oberschenkel zum Rumpf einen rechten Winkel bildeten. So blieben sie liegen, bis der Schmerz nachließ.

In manchen Schiffsarzt-Büchern kann man nachlesen, daß Matrosen mit Ischiasbeschwerden bei starken Schmerzen auf den Zehenspitzen umhergehen oder umherhüpfen mußten.

Auch gegen Ischias rieb man die betreffenden Stellen mit Rosmarinöl oder mit Arnika-Tinktur ein.

Manche Matrosen ließen sich von ihren Kameraden im Sitzen die bloßen Fußsohlen hauptsächlich am Fersenballen fest drücken.

Sozusagen als Anti-Ischias-Tees bewährten sich Birkenblätter-Tee, Wacholder-Tee, Bohnenschalen-Tee und Hauhechel-Tee.

8. Schwarzer Tee ins Haar, Senf auf die Matrosenwaden

Die besten Seemanns-Rezepte gegen Erkrankungen der Haut und des Blutes

Abszeß

Vor Abszessen hatten Seeleute große Angst, sie verursachten große Schmerzen und führten manchmal auch zum Tod.
Man gab Wärmewickel mit Bockshornkleesamenbrei auf den Abszeß oder man legte Heublumensäcke auf.
Schon damals war es vom Kapitän verboten, selbst am Abszeß herumzudrücken.

Furunkel

Furunkel wurden an Bord mit heißen Leinsamenbrei-Auflagen oder ebenfalls mit Bockshornkleesamenbrei behandelt.

- Die Matrosen aßen viel Knoblauch.
- Sie bekamen vom Schiffskoch verschiedene Blutreinigungs-Tees, wie man sie heute fertig abgemischt in der Apotheke zu kaufen bekommt.
- An Land wurden Matrosen mit Furunkeln mit frischem Löwenzahnsaft behandelt. Er wurde eingerieben und mußte getrunken werden.

Hautentzündungen

Bei Hautentzündungen legte der Schiffskoch erfolgreich Quark oder Heilerde auf. Auch Einreibungen mit Olivenöl bewährten sich. Oder man tauchte ein Tuch in Zinnkraut-Tee und legte es auf die betreffenden Hautstellen auf.

Insektenstiche

Gegen Insekten-Stiche rieb man die Haut mit einem Gemisch aus Essig und Kochsalz ein. Auch hier fand der Tigerbalsam Verwendung. Viele Matrosen bevorzugten Zwiebelsaft. Mitunter genügte es, Salz auf die Stichstelle zu streuen und mit etwas Wasser einzureiben.
Um sich bei Landgängen vor Insekten zu schützen, verwendete man Eukalyptusöl und Lavendelöl oder eine Mischung aus beiden Ölen.

Nesselsucht

Gegen Nesselsucht wurden die Hautstellen zuerst mit Essigwasser gewaschen, dann mit Johanniskrautöl eingerieben.
Man setzte auch Heilerdebrei ein, der mit einem Tuch bedeckt wurde. Auf englischen Schiffen behandelte man Nesselsucht mit einer Roßkastanien-Tinktur, auf deutschen Schiffen mischte man Quark mit Honig und trug diese Masse auf die Haut auf.

Hautjucken

Vermutlich durch ungenügende Körperpflege war Hautjucken bei den Matrosen vergangener Tage sehr verbreitet. Man wusch sich die Haut mit Essigwasser. Dazu mischte man einen Teil Obstessig und sieben Teile Wasser. Danach rieb man die Haut mit Ringelblumensalbe oder mit Ringelblumen-Tinktur ein.
Lehmwickel werden in vielen Niederschriften als besonders wirksam erwähnt, ebenso Waschungen der juckenden Haut mit Zinnkraut-Tee. Mitunter lag der Erfolg einfach darin, daß die Haut endlich wieder einmal gesäubert wurde, atmen konnte und daher nicht mehr juckte.

Sonnenbrand

Matrosen, die neu angeheuert wurden, holten sich auf hoher See schnell einen Sonnenbrand. Dagegen gab es viele Behandlungsmethoden, die die Männer meist selbst ohne ärztliche Hilfe durchführten. Sie rieben sich kalten schwarzen Tee ins Haar oder an Rücken und Armen mit Leinsamenbrei ein.

Mitunter schütteten sie sich auch nur einige Eimer voll Wasser über den Kopf, um sich abzukühlen.

Erfahrene Seemänner rieten dazu, sich vor der grellen Sonnenbestrahlung an Deck vorbeugend die Haut mit Essig einzureiben.

Warzen

Gegen Warzen rieben sich die Matrosen mit frischem Schöllkraut oder mit Schöllkraut-Tee ein.

Ekzeme

Ekzeme waren unter den Matrosen stark verbreitet. Deshalb findet man in den Aufzeichnungen von Schiffsärzten viele Ratschläge dagegen:

Die betreffenden Hautstellen wurden mit geschabten Möhren, aber auch mit kaltgepreßtem Olivenöl eingerieben.

Wenn die Ekzeme zu nässen begannen, wurde Vollweizenmehl daraufgestreut, getrunken wurde Bohnenschalen-Tee und Seifenkraut-Tee.

Wundliegen

Wenn ein Matrose an Bord für längere Zeit erkrankte und ununterbrochen in seiner Hängematte oder ein einem Krankenbett liegen mußte, bestand die Gefahr des Wundliegens.

Die wunden Stellen wurden mit Osterluzei-Tee regelmäßig gewaschen oder mit Silicea-Balsam eingesalbt.

Nach einem alten Schiffsarzt-Rezept wurden zu gleichen Teilen die Kräuter Silberdistel, Spitzwegerich, Vogelknöterich, Hirtentäschel und Blutwurz in getrocknetem Zustand gemischt, in ein Tuch eingeschlagen und auf die wunden Hautstellen gelegt.

Blutarmut

Unter vielen Matrosen gab es Blutarmut; das war sicher auf die mangelnde Ernährung zurückzuführen.

Schiffsärzte setzten dagegen Brennesselsaft und Traubensaft ein. Die Matrosen mußten Wacholderbeeren kauen, viel frische Luft einatmen oder auch an Deck schlafen.

Arterienverkalkung

Arterienverkalkung war bei älteren Matrosen im 19. Jahrhundert bereits bekannt. Man versuchte, mit Hausmitteln dagegen anzugehen. Viele dieser Methoden hat die moderne Medizin inzwischen bestätigt.

Ein altes Seemannsrezept, das auch in Seemannsheimen gegen Verkalkung angewendet wurde, empfahl, Weißkraut fein zu schneiden und auszupressen. Der Krautsaft wurde mit Honig vermischt. Man nahm davon drei Wochen lang täglich drei Eßlöffel.

Die Männer wurden angehalten, jeden Tag einige Knoblauchzehen auf Zwieback zu essen. Manche zogen zwei große rohe Zwiebeln vor.

Schiffsärzte preßten Knoblauchsaft aus und gaben ihn den älteren Matrosen. Auch Weißdornsaft wurde gegen Verkalkung gereicht.

Heute weiß man, daß das Allizin des Knoblauchs Arterienverkalkung nicht nur stoppen, sondern auch zurückbilden kann. Die Kombination mit Lecithin gilt in der modernen Medizin als »Cholesterin-Killer«. Man nimmt diese Kombination heute in Kapseln ein.

Durchblutungsstörungen

Erste Anzeichen fürs Altwerden zeigten sich für manch einen Matrosen in Durchblutungsstörungen. Dagegen verschrieben Schiffsärzte seit Jahrhunderten erfolgreich Kräutertees aus Besenginster und Maiglöckchen.

– Die Matrosen mußten viel rohe Zwiebel oder Knoblauch essen.

- Sie wurden angehalten, viel rohes Sauerkraut zu kauen.
- Sie massierten sich Arme und Beine, um die Durchblutung wieder in Gang zu bringen.

Kollaps

Wenn ein Schiffsjunge oder ein jüngerer Matrose an Bord einen Kollaps erlitt, gab es zwei »Blitz-Therapien«.

- Er bekam Senf auf die Waden geschmiert.
- War Senfmehl vorhanden, wurde es mit warmem Wasser zu einem Brei verrührt und auf die Waden aufgestrichen.
- In jedem Fall wurden die Beine des Patienten hochgelagert.
- Nach dem Erwachen bekam er eine Tasse Arnikawurzel-Tee oder eine Tasse Bohnenkaffee zu trinken.

Bluthochdruck

Wenn ein Schiffsarzt bei einem Matrosen Bluthochdruck feststellte, setzte er sofort mit einer gezielten Naturheilbehandlung ein:

- Der Mann mußte für einige Zeit Alkohol meiden.
- Er bekam regelmäßig vom Schiffskoch Knoblauch-Sonderrationen und Olivenblätter-Tee.
- Er mußte reichlich Majoranblätter und täglich ein Stückchen Ginsengwurzel kauen.

Blutniederdruck

Gegen Blutniederdruck gab es für die Matrosen morgens auf nüchternen Magen einen Eßlöffel Senf. Sie spülten sich auch tagsüber mit einem Eßlöffel Weinessig den Mund. Auf manchen Schiffen war es üblich, Zitronenstücke zu kauen. In vielen Bord-Apotheken wurde Mistel-Tee bereitgehalten. Auch reichlicher Zwiebelkonsum galt als wirksam.

9. *Hirse für die Finger, Meerwasser für die Füße*

Die besten Seemanns-Rezepte gegen Erkrankungen der Hände und Füße

Kranke Fingernägel

Durch die harte Arbeit an Bord litten viele Matrosen an kranken Fingernägeln. Man wußte schon in früher Zeit praktische Rezepte dagegen und rieb z.B. die Nägel einige Tage hintereinander mit Zitrone ein.

- Man badete die Fingernägel in Eichenrinde-Tee und massierte sie anschließend mit Schweineschmalz.
- Der Koch schrieb reichlich Hirsebrei und das Kauen roher Hirsekörner vor.
- Auch Heublumenbäder brachten Erfolg.
- Bei Nagelbettentzündung legte man den Finger eine Zeitlang in heißen Bockshornkleesamenbrei oder in Heilerdebrei.
- Mitunter wurden die Nägel auch in Kamillen-Tee gewaschen.

Rissige und rauhe Hände

Rissige und rauhe Hände waren bei Seeleuten an der Tagesordnung und störten die Männer selbst kaum. Wenn sie aber nach Hause zu ihren Frauen oder Mädchen kamen, hatten sie den Ehrgeiz, mit feineren Händen zu erscheinen. Sie ließen sich vom Schiffskoch oder vom Schiffsarzt beraten und rieben sich mehrmals am Tag die Hände mit Mandelöl ein. Oder sie wuschen ihre Hände mit warmer Milch, in die sie scharfen Schnaps mischten und verwendeten danach auch Propolissalbe.

Handschweiß

Bei Handschweiß wurde den Matrosen geraten, ihre Hände regelmäßig mit Essigwasser zu waschen. Dazu mischte man einen Teil Essig mit drei Teilen Wasser.
Es war auch üblich, die Hände in lauwarmem Salbei-Tee zu baden und vorher zwei Tassen von diesem Tee langsam zu trinken. So behandelte man das Leiden sowohl von außen als auch von innen.

Frostbeulen

Nach langer Schiffsfahrt durch kalte Wetterzonen mußten an Bord oft Frostbeulen an Händen und Füßen behandelt werden.
Man tauchte die betroffenen Gliedmaßen in lauwarmen Zinnkraut-Tee oder in Eichenrinde-Tee. Der Bordarzt ordnete oft auch Umschläge mit Heilerdebrei oder mit Bockshornkleesamenbrei an.

Fußschweiß

In den engen, ungelüfteten Schlaf- und Aufenthaltsräumen unter Deck litten Matrosen unter Schweißfüßen. Dagegen gab es nicht selten sogenannte »Zwangsbehandlungen«: Der betroffene Mann mußte gegen seinen Willen Beinkleider, Schuhe oder Stiefel ausziehen und wurde auf Deck barfuß hin und her gejagt. Er mußte Salbei-Tee trinken und seine Füße in einen Wassereimer stecken, in den etwa zwei Liter Salbei-Tee dazugemischt wurden. Oder die Matrosen übergossen die Schweißfüße ihres Kameraden minutenlang mit Meerwasser.

Hühneraugen

»Hühneraugen« waren im Seemannsleben seit langer Zeit bekannt, denn die Männer hatten nicht immer Schuhe, die zu ihren Füßen paßten. Sie waren mitunter viel zu eng und zu klein. Das einfachste Mittel, das an Bord bekannt war:

Man holte sich aus der Kombüse eine Zwiebelscheibe, legte sie auf das Hühnerauge und zog Strümpfe und Schuhe darüber. Die Zwiebelscheiben wurden öfter erneuert. Nach einigen Tagen löste sich der harte Kern der Hornhaut.
Auf Seeräuberschiffen machten die Männer kurzen Prozeß. Sie zogen, wenn die Hühneraugen schmerzten, einfach ihr Schuhwerk aus, warfen es über Bord und liefen nur noch barfuß umher.

Krampfadern

Auch Krampfadern sind in der Seemannsheilkunde seit langem bekannt.

- Die Matrosen rieben ihre Beine mit Ringelblumensalbe ein.
- Sie zogen Strümpfe an, die vorher in Essigwasser getaucht wurden.
- Sie ließen sich aus der Bord-Apotheke weißen Taubnessel-Tee brauen und tranken einige Zeit täglich drei Tassen.
- Auch Propolissalbe aus dem Bienenstock wurde zur Massage verwendet.

Müde und schmerzende Füße

Wenn Seeleute viele Stunden an Deck gearbeitet hatten, gab es abends oft müde und schmerzende Füße. In solchen Fällen steckten die Matrosen ihre Füße in einen Eimer mit Salzwasser. Das Salz aktivierte den Organismus.
Heute nimmt man zu Hause in der Wanne Bäder mit Kochsalz oder mit Meersalz.
Die Männer rieben ihre Füße auch vor dem Schlafengehen mit Kampferspiritus ein und massierten dabei ihre Fußsohlen.
Mitunter riet der Schiffsarzt auch, die Füße in einen Eimer mit Kamillen-Tee zu stecken. Das galt aber eher für »vornehmere Personen« an Bord, wie beispielsweise Offiziere oder für den Kapitän.

Heiße Fußbäder gegen Grippe an Bord

Die Schiffsärzte bekämpften diese Erkältungs- und Infektionskrankheit in erster Linie von den Füßen her.

- Man kochte in der Kombüse Meerwasser auf und schüttete es in einen Eimer, in den der grippekranke Matrose seine Füße stecken mußte. Dazu bekam er glühendheißen Grog zu trinken und wurde in seiner Hängematte in dicke Decken gewickelt, damit er sich gesundschwitzen konnte.
- Grippekranke bekamen literweise Salbei-Tee zu trinken.
- Häufig braute der Schiffskoch den Männern Tee aus roten Cayennepfefferschoten.
- Die Patienten erhielten kandierte oder getrocknete Ingwerwurzeln zu kauen, mitunter auch Wacholderbeeren.
- Auf manchen Schiffen kannte man damals schon die Wirkung des heißen Lindenblüten-Tees mit etwas Honig.
- Auch im 18. und 19. Jahrhundert wußte man schon, daß auch heiße, klare Hühnerbrühe gegen Grippe hilft.

10. Zitronen-Diät und Salbei-Kur

Die besten Seemanns-Rezepte zur Stärkung der Abwehrkräfte

Auf hoher See war immer das vordringliche Interesse der Schiffseigner und Kapitäne, daß die Mannschaft gesund blieb und daß es nicht bei jeder Gelegenheit neue Krankheitsfälle an Bord gab. Schon vor Jahrhunderten und Jahrzehnten war es üblich, den Männern Nahrungsmittel und Naturprodukte vorzusetzen, die ihnen Kraft gegen Krankheiten gaben. Damals hatte man noch keine Ahnung von der Bedeutung der Abwehrkräfte, der Immunstärke. Doch man tat instinktiv bereits etwas dagegen. Viele dieser Rezepte, die damals von Schiffsärzten, Bordköchen und Kapitänen angewandt und weitergegeben wurden, sind heute medizinisch erprobt und haben daher auch heute noch ihre Geltung.

Die Zitronen-Saft-Diät gegen Seuchen

Am meisten gefürchtet waren in der Seefahrerzeit die Seuchen an Bord, die mitunter die ganze Mannschaft dahinrafften. Außerdem hatten viele Männer Angst vor den schrecklichen Folgen des Skorbuts, der ebenfalls für viele tödlich ausging.

Auf vielen Schiffen wurde dagegen eine Kur eingesetzt, die bei vielen Matrosen den Namen »Sauer-Kur« hatte. Heute nennen die Ärzte diese naturheilkundliche Therapie »Zitronensaft-Kur«. Als solche kann sie auch heute viel helfen: Sie kann den Organismus perfekt entschlacken und seine Widerstandskräfte optimal mobilisieren. Die Zitronensaft-Diät wurde von dem amerikanischen Naturheilpraktiker Stanley Burroughs neu entwickelt und hat noch den Vorteil, daß Menschen mit Übergewicht dabei auch kräftig Pfunde verlieren: etwa 5 bis 10 Kilos in 10 Tagen. Wenn man die Zitronensaft-Diät betrachtet, erkennt man, daß man zur See schon seinerzeit äußerst durchdachte, leicht durchführbare Methoden kannte, um die Widerstandskraft des Körpers zu festigen. Man benötigt für die Zitronen-Diät: frische Zitronen, Ahornsirup aus dem Reformhaus, Cayennepfeffer und Mineralwasser.

Und so wirds gemacht: Man mischt in ¼ Liter kaltes oder warmes Mineralwasser je 2 Eßlöffel frisch gepreßten Zitronensaft, 2 Eßlöffel Ahornsirup sowie 1 Messerspitze Cayennepfeffer. Davon trinkt man täglich 6 bis 12 Gläser, wobei man zwischendurch auch Kräutertee trinken sollte. Am besten Pfefferminze, Hagebutte oder Kamille. Dies macht man 10 Tage lang und bemüht sich dabei, überwiegend Obst und Gemüse in rohem Zustand zu konsumieren. Auch Milchprodukte sind erlaubt. Nur mit dem Fleisch sollte man sehr, sehr sparsam umgehen.

Die Melissengeist-Therapie gegen Erkältungen

Es war an anderer Stelle des Buches schon die Rede davon, welche Bedeutung der Melissengeist der Klosterfrau Maria Clementine Martin auf hoher See hatte. Manche Matrosen bauten damit regelrecht ihre Immunkraft gegen Infektionskrankheiten, im Speziellen gegen Erkältungskrankheiten auf. In Schiffstagebüchern kann man nachlesen, daß die regelmäßige Einnahme des Klosterfrau Melissengeistes viele Matrosen härter, gesünder und stärker machte. Es kam dann auch bei schlechtem Wetter zu keinen Erschöpfungszuständen, zu keinen Zahnfleischentzündungen, zu keinen Grippeanfällen, zu keinen Magen- und Darmstörungen. Die Männer schliefen fester, waren am Morgen besser ausgeruht, so als hätte der Melissengeist nachts den Organismus besonders aufgebaut. Matrosen, die regelmä-

ßig mit Klosterfrau Melissengeist versorgt wurden, klagten kaum mehr über Kopfschmerzen.
Heute weiß man aus wissenschaftlichen Untersuchungen und Testreihen der Klosterfrau-Labors, warum man mit dem Melissengeist die Abwehrkräfte des Körpers stärken kann: Der Medizinalalkohol, in dem der Melissengeist destilliert wurde, trägt die ätherischen Öle und Wirkstoffe der Melisse schneller in den Organismus. Die Kräutersubstanzen wirken dadurch intensiver und langanhaltender und rufen in den einzelnen Organen Selbstheileffekte hervor. Während in der getrockneten Melisse die Wirkstoffe nach einem Jahr verflüchtigt sind, so bleiben sie im Melissengeist jahrelang in unverminderter Wirkung erhalten.
Und so wurde und wird auch heute noch die Immuntherapie mit Melissengeist vollzogen: Man nimmt ein- oder zweimal am Tag zwei Teelöffel Klosterfrau Melissengeist in einer Tasse Kräutertee oder in 4 Teelöffel Wasser. Man kann auch ein Stück Zucker mit dem Melissengeist tränken und den Zucker dann im Mund zergehen lassen. Auch heute noch ist diese Methode auf Yachtreisen für viele ein probates Mittel, um sich kräftig und gesund zu erhalten.

Die Salbei-Kur gegen die Körpergifte
Man hatte in der alten Seefahrerzeit keine Ahnung, daß Gifte im Körper Krankheiten auslösen und daß diese Gifte nur von einer gesunden Leber bewältigt werden können. Aber man wußte aus der Erfahrung: Wenn jemand wochenlang Salbei-Tee trank, dann hatte er keine Beschwerden trotz manch schwerem Alkoholgelages an Bord und wurde kaum krank. Die Salbeitee-Trinker an Bord waren meist die härtesten Jungens.
Heute noch ist es in vielen Seemannsfamilien auch an Land üblich, daß man über den Tag verteilt vor allem bei unwirtlichem Wetter sowie bei Grippeepidemien mindestens 1 Liter Salbei-Tee trinkt.
Heute weiß man aus der modernen Medizin: Der Salbei-Tee verfügt über Bitterstoffe, die der Leber neue Kraft geben und ihr helfen, mit den gefährlichsten Giften und Krankheitskeimen fertigzuwerden.
Allerdings muß man den Salbei-Tee anders zubereiten, als man es üblicherweise zum Gurgeln tut. Der Salbei-Tee für die Immun-Therapie wird 3 Minuten lang gekocht. Man nimmt auf einen Liter 4 gehäufte Teelöffel voll. Der Tee muß ungesüßt getrunken werden.

Die Schiffahrtsmedizin – eine Bereicherung der Naturheilkunde

Ein Nachwort

Das vorliegende Buch hat einen Überblick über die Entwicklung und die Besonderheiten der Schiffs- und Seemannsheilkunde gegeben. Viele Mittel, die an Bord gegen Krankheit und Tod angewendet wurden, erscheinen uns heute kurios und unfaßbar. Noch mehr Therapien aber haben sich bis heute anerkannt erhalten und helfen kranken Menschen auch jetzt noch. Vieles, was Matrosen, Kapitäne, Schiffsköche und Schiffsärzte unbewußt und zum Teil selbst auf Grund von Überlieferungen für die Gesundheit taten, können die moderne Medizin und die Ernährungswissenschaft bestätigen und belegen.

Das ist eigentlich ein schöner Beweis dafür, daß die Vergangenheit der Schiffahrts- und Seemannsmedizin nicht nur ein Stück Nostalgie für den historisch Interessierten, sondern auch heute noch in mancher Hinsicht eine sinnvolle und vernünftige Bereicherung der modernen Naturheilkunde ist. Manches aus der Schiffahrts- und Seemannsheilkunde ist es wert, Nachahmung zu finden; vor allem im Kampf gegen den starken Konsum von pharmazeutischen Medikamenten, die vielfach ohne ärztliche Kontrolle und Verschreibung eingenommen werden.

So sollte mit diesem Buch nicht nur über ein Stück ungewöhnlicher Schiffahrtsgeschichte berichtet werden. Viele Ratschläge für die Gesundheit sind auch als Lebenshilfe zu Wasser und zu Lande gedacht, wenn gerade kein Arzt zur Stelle ist, wenn die Zeit bis zum Eintreffen des Arztes sinnvoll genützt werden soll oder wenn kleine Alltagsleiden auftreten, die man selbst auf natürlicher Basis lindern oder aus der Welt schaffen möchte.

Die Schiffs- und Seemannsmedizin kann erwiesenermaßen als wesentlicher Bestandteil der allgemeinen Medizin angesehen werden; sie ist für die Entwicklung der gesamten Volksgesundheit von erheblicher Bedeutung.